人邮普华
PUHUA BOOK

我们一起解决问题

U0257798

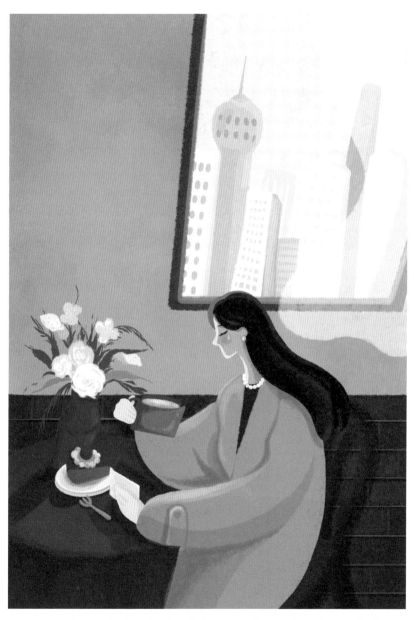

昨天的稀碎，也不耽误今天的完整，不言放弃，就能登顶。

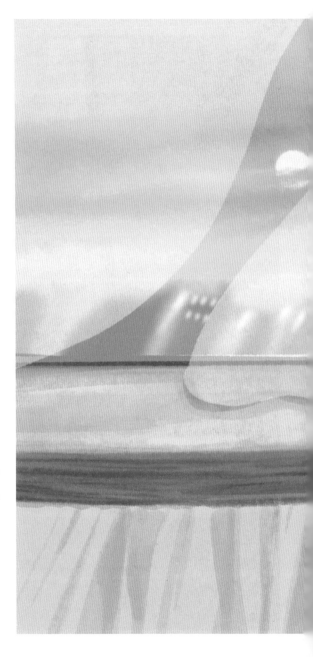

爱自己就是，

永远不跟自己较劲，

永远不对自己失望，

永远提醒自己，

人生只此一次，

感受过程，

至于结果，

尽力就好。

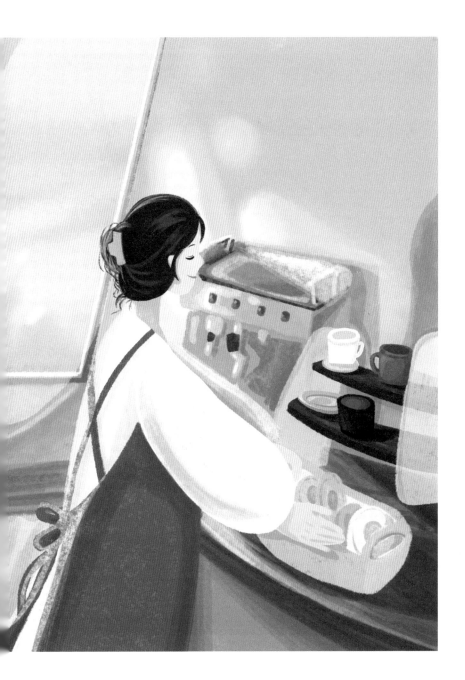

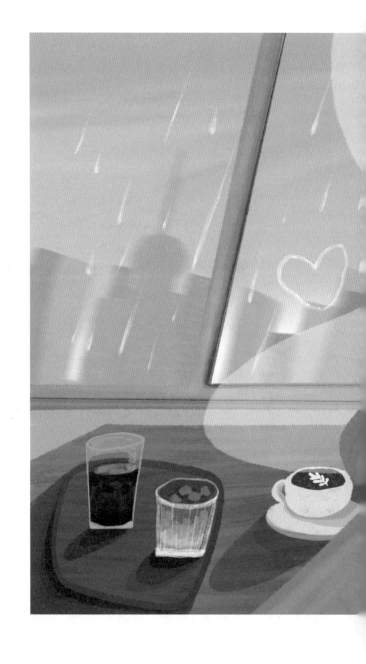

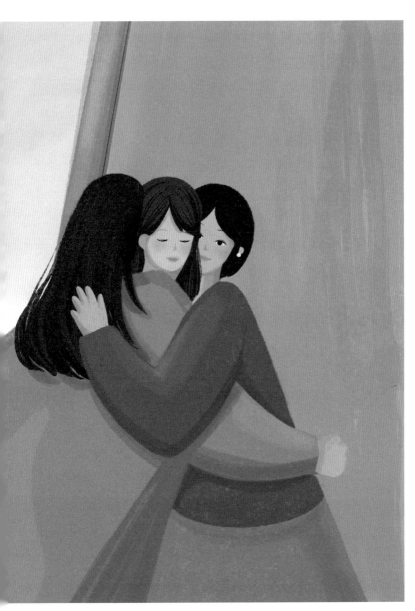

有一种拥抱，叫隐形的拥抱。当你害怕时，就闭上双眼，静静地感受，感受爱，感受力量，有了抱抱就不会害怕。

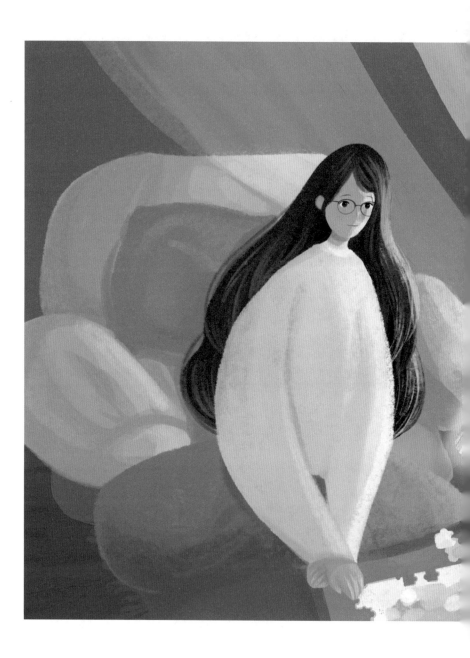

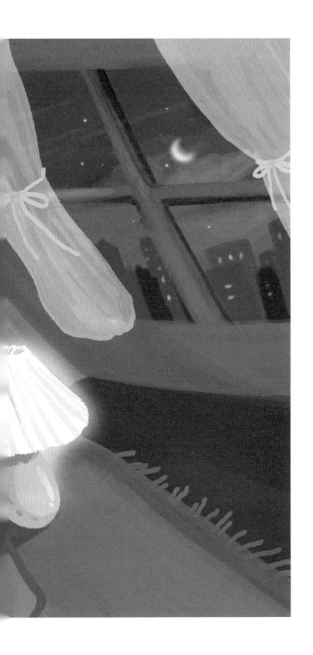

低谷时的彷徨，
爬坡时的辛酸，
登顶时的自豪，
挫败时的恐慌，
愤怒时的呐喊，
开心时的大笑，
失去时的痛苦，
拥有时的幸福，
被爱时的甜蜜，
孤独时的悲凉，
这些通通都要去经历，
才能不枉人生。

很想找个人聊聊

聊聊

芳 妮◎著

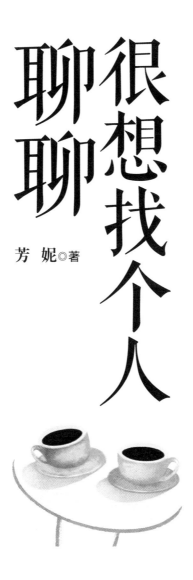

人民邮电出版社
北 京

图书在版编目（CIP）数据

很想找个人聊聊 / 芳妮著． -- 北京 ：人民邮电出
版社，2024. -- ISBN 978-7-115-65470-0

Ⅰ．R395.6-49

中国国家版本馆 CIP 数据核字第 2024M9L508 号

内 容 提 要

这不是心理咨询师的工作手记，也不是心理咨询师与来访者的记录，这是倾诉者与倾听者的故事，是普通人的成长手册，记录着我们探索、发现、重塑和雕刻自我的过程。当然，这也是一本成年人的自愈读物。

本书作者把数千名讲述者的经历编写成了通俗易懂的故事，记录了无数成年人的人生困惑。例如，为家付出所有却遭伴侣嫌弃，怎么扳回这局？ 总有不配得感，不敢追求美好，怎么办？ 被情绪操控，总是胡思乱想，如何过上内心平静的日子？总是在意他人的看法和评价，如何正面看待否定？ 活得太累，总想证明自己，怎么才能自信从容？ 在书中，我们会看到大量成年人对自我成长和重塑的坚持。

如果你也有类似心理困境或情感问题，请打开这本书。在书中，我们能看到故事的主人公如何把迷失的自我一点点找回来，发现人生的意义；如何学会自我认同、自我经营，渐渐学会爱自己；如何与情绪和解，培养稳定的内核；如何培养积极思维，做到感性与理性并存。他们能做到的，你也可以。在书中，每段文字都是一段旅程，一段心灵成长之旅。事实上，在听到他人故事的那一刻，你的改变已经发生。

◆　　著　　芳　妮

　　责任编辑　王一帜

　　责任印制　彭志环

◆人民邮电出版社出版发行　　北京市丰台区成寿寺路 11 号

　邮编 100164　电子邮件 315@ptpress.com.cn

　网址 https://www.ptpress.com.cn

　北京市艺辉印刷有限公司印刷

◆ 开本：880×1230　1/32　　　　彩插：4

　印张：9　　　　　　　　　　2024 年 11 月第 1 版

　字数：150 千字　　　　　　　2025 年 3 月北京第 3 次印刷

定　价：55.00 元

读者服务热线：（010）81055656　印装质量热线：（010）81055316
反盗版热线：（010）81055315

广告经营许可证：京东市监广登字 20170147 号

感谢

每一位给予我信任、

对我敞开心扉的讲述者。

坦白地说，我认为自己不擅长写作。但我想写一本书，写一本关于我们的书。

我是一名普普通通的女性，因为普通，所以对生活特别用心，用心地从事着与心理学相关的工作，用心地在社交平台分享心理学知识，并且坚持了 4 年。在分享期间，我有很多与人交流的机会，而且在交流中我听到最多的一句话是"很想找个人聊聊"。

不是每个人都需要被治愈，但每个人都需要找个人聊聊。有时候，封闭的心门一旦被打开，新鲜的空气进入，心就鲜活有劲了。这时候，人们就像岸边的鱼重新跳回湖海中，在自己的世界继续畅游。衷心感谢愿意向我敞开心扉的朋友，他们让我在 4 年时间里能与 3000 多位不同人生的经历者深度对话。

其中，有为了家庭放弃工作，迷失自我，遇到婚姻危机的全职妈妈；有白天拼事业，晚上投入家庭，像陀螺一样停不下来的职场女性；有中年失业，迷茫慌张又不甘，却找不到出路的女性；有从小被打压，背负父母期待长大的男性；有出生在农村，为了照顾弟弟妹妹，放弃读大学后一路摸爬滚打的创业者。有的人至今无法摆脱原生家庭带来的伤痛，一边疗伤，一边成长；有的人虽然是高学历、高收入，却一直无法走进婚姻；有的人在不知不觉中活成了讨好型人格；有的人虽然渴望朋友，但有社交焦虑，内心孤独。本书的灵感和部分素材源自这些跟我聊过的朋友。为了方便大家阅读，我把这些素材编写成了故事。

书中的每一个人物都平凡又普通，但有血有肉。他们都有瑕疵和不足，会自卑，会胆怯，会较劲，会钻牛角尖，会拧巴，会一根筋，会软弱，会逃避，会得过且过。或许，你已经开始对标，觉得书中的人就是自己。别急，在书中，你还会看到他们如何从婚姻中破局；如何在原生家庭的不完美中修补自己；如何做到不惧评价，活出自我；如何从逃避、抱怨、发火、焦灼、委屈中突破自我。你会看到他们如何靠成长和改变与自己和解，重塑自己，爱上自己，点燃生活。

对了，他们不是我的来访者，他们也没有做过心理咨询。所以，你看，成长和改变并不仅限于心理咨询室中的工作。如果你愿意，从找个人聊聊开始，从倾诉开始，勇敢地讲出自己的困惑和痛苦。当然，你也可以求助。如果你找不到人聊聊，或者你不好意思打扰别人，又或者你内心没有准备好，缺乏开口的勇气，没关系，请翻开这本书。因为在书中人物的故事里，你能找到自己的影子，也许他们说的都是你的心里话，你也正在经历他们经历的事。读罢本书，你会有自己的思考和答案。所以，这是一本属于所有人的书，你在书外，也在书里。你可以把书里的观点和方法运用到自己的生活中，不断尝试和实践。

我很清楚，没人愿意被教育。所以，书中没有说教，只有分享，分享了我与他们的聊天，分享了他们的经历，也分享了我自己的经历。分享远比说教更能走进人心，因为分享时人们是带有情感的。我的工作经验告诉我，我们改变不了任何人，一个人如果能改变，是因为他见过改变，相信改变，愿意改变，而不是被改变。愿你见证他们的改变后，也试着改变。我的工作经验还告诉我，不要站在高位对他人的生活指指点点，缺乏共情的规劝都是自我感动的表达。人们要的是真诚，所以，这本书的主人公们真诚地向你展示他们的生活轨迹。

我也很清楚，大家的时间都很宝贵。所以，这本书故事紧凑，相信你很快就可以看完。然后，你可以用剩下的时间去回味，把他们的故事带到你的生活中去回味。也许你会发现，你的生活也有了新的滋味。

最后，不管是什么原因让你打开这本书，我都要真诚地感谢你。哪怕你只是出于好奇，想看看这些人的故事，我也非常开心。如果这些故事能让你笑一下，哭一场，想开了一些，放下了一点，那就太好了。因为生活需要微小的变化。

感恩茫茫人海与你相遇。

我坚信，只要相遇，就会有意义。

我们书中见。

本书故事背景介绍

故事发生地：30 楼的咖啡馆。它所处位置特殊，连接两座大厦：1 号楼和 2 号楼。1 号楼以公司办公为主，2 号楼以早教、培训机构及成年人兴趣班为主。所以，咖啡馆的左边代表了生存，右边代表了生活。

芳妮：咖啡馆小股东兼服务员，在咖啡馆建立了云树洞账号，是倾听者和见证者。

三三：咖啡馆大股东兼服务员，是拥有丰富人生经历的思考者和践行者。

大黑：咖啡师兼服务员，常用男性思维和视角更多元地解构问题。

屈：咖啡馆店长兼服务员，带着原生家庭的伤痛，坚持个人成长。

目　录

照顾好情绪并与它共存

在社交中进可融，退可守

爱上独一无二的自己

你弄丢了自己，
别人怎么看见你

女人要有一间属于自己的小屋，一笔属于自己的薪金。

——弗吉尼亚·伍尔夫（Virginia Woolf）

1

她径直走向了咖啡馆最里边靠窗的位置。

屈端着水杯过去时，她快速擦拭了脸颊上的泪珠，可眼眶里的泪水又快速成滴落下。她低下头，好像这样就能遮住内心的脆弱。

屈递上的不是菜单，而是纸巾。

接过纸巾的她没有擦眼泪，却在短短几秒后，抬头露出了微笑。

接着她说："我已经很多年没喝过咖啡了，很怀念咖啡的香味，但因为经常失眠，平时不敢喝，今天你给我推荐一款吧。"

"好啊，那我给你安排，你先喝点水。"屈递过水杯后，指向了桌角的小卡片。

"如果你想找个人聊聊，可以添加卡片上的账号，这是我们为走进咖啡馆的朋友们建立的云树洞。在那里，有人愿意倾听你的故事，或许，把那些不开心的事讲出来就好了。"

屈离开后，她只是转头看向窗外，没有关注卡片。

她的妆容略微浓郁，南方的深秋湿冷湿冷的，她的羊毛大衣显然难以抵御这股寒气。她双手环抱，好像想拥抱自己，为自己取暖。

屈为她安排的是一杯薰衣草花果茶。咖啡确实可以让人清醒，可有时候，我们不需要清醒，而是需要什么都不想，放下一切，好好睡一觉。

热茶暖人心，喝了几口薰衣草花果茶之后，她脱下了外套，僵硬的身体舒展开来。她手捧水杯，头靠椅背，微闭双眼，在那一瞬间，泪珠子又一次顺着两侧鼻翼滑落。

不久，她的电话响了。

她在电话这头说道："妈，你先安抚下，我很快就回来了。"

挂掉电话，她立刻起身穿上外套，走到吧台付款。吧台上也有云树洞卡片，她想都没想，拿了一张便匆忙离开了。

这是我和春枝的第一次见面。因为她春天出生，那时柳枝渐绿，生气蓬勃，所以她的父亲给她取名为春枝。

2

两天后，我收到新人添加好友的信息，是她。

添加好友成功后，我主动打招呼："你好，我是芳妮，很荣幸能听到你的故事。我们可以是熟悉的陌生人，不必相见，也可以相见。最重要的是，我愿意倾听，也愿意分享，我相信，我们能相遇肯定有意义。"

"我是春枝，其实我也不知道我想说什么，只是很想找个人聊聊。"

"嗯，我们随意闲聊。"

"我想离婚。"春枝在撤回一条信息之后发出这四个字。

"你现在很伤心，但也迟疑，拿不定主意。"

"对，我不知道就目前的情况，离婚是不是正确的选择？"

"也许，你可以先讲讲你的婚姻故事，如果你愿意。"

"没什么好说的，都是陈腔滥调的故事。"春枝隔了很久才回复了这句话。

"陈腔滥调中也会夹杂着只属于你的记忆。"

我一直没有收到回复，当然，这很正常。听者听到的都是故事，而讲述者说出来的都是伤痛。讲述需要勇气，也需要时间。

可当我早上醒来时，发现在凌晨 3 点 46 分，春枝给云树洞发送了 18 条信息。我立刻起身，为自己做了一杯黑咖啡，品读春枝的故事时，我要保持清醒。

春枝出生在北方的小城市，父母本分勤劳，靠摆摊供春枝读书，日子虽然不富裕，但春枝从小到大也没吃过太多苦。只是父母忙于生计、疏于陪伴，加上父母本身文化程度不高，觉得在学习上帮不到春枝，所以春枝从初中就开始寄宿。后来，父母的生意做大了，小摊升级成小店，她与父母之间的交流就更少了。所以，相比物质，她更缺少陪伴。

春枝也很争气，考上了北方的一所重点大学。在大学里，她和他相遇。他出生在南方的一个小村落，据他自己所说，跟同龄人相比，自己从小就显得聪明机灵。

其实，在春枝眼里，他不仅聪明，还很幽默，有梦想，有目标。最重要的是，他对春枝特别好：用心记着春枝爱吃什么，讨厌什么；生病时给春枝买药，叮嘱她喝水；深秋未入冬时就给春枝买了围巾和手套，说每一年冬天都要让春枝不被冻着。他会跟春枝分享点点滴滴的日常生活，也会和春枝一起泡自习室，周末也会与春枝去近郊旅游。那时候，他的眼里都是春枝，而春枝也早就把他深深地植入内心。春枝心想：我要嫁给他，一生不分离。

于是，大学毕业后，春枝毫不犹豫地跟他来到一个南方的一线城市。男生心气高，看不上一般的工作，所以找工作的过程并不顺利。但春枝很快就找到了工作，负担着两个人的房租和伙食费用，以及其他开支。

春枝不觉得辛苦，也不觉得委屈，她觉得能为他付出是一件幸福的事。她舍不得给自己买衣服，但是一发工资就给他买新衣服。春枝说，男人在外形象很重要，尤其是他还要参加各种面试，必须体面。男生本身俊朗，加上春枝替他精心打扮，看起来确实是一位帅小伙子。

终于，10个月之后，男生找到了一份心仪的工作。进入公司后，他比读书那会儿更努力，想尽快站稳脚跟，这样就能娶春枝进门。

可是春枝根本不在乎，在男生工作半年后，春枝向他提出了结婚的想法。没有车、房、存款、彩礼和婚礼，只有两本打着钢印的红色本子。就这样，春枝正式成了他的妻子。

就在这时，聊天窗口弹出一条信息，是春枝发来的。

她问："看完了吗？"

我说："刚看到你们领证。"

她又说："我真的好爱他，爱进骨头缝儿里，否则怎么可能为他背井离乡，什么都不要就跟他结了婚，对吧？"

我说："不是，你只是不爱你自己。"

爱是有限资源，都给了别人，就亏了自己。

对话框显示她已读，却未回复。而我继续阅读。

结婚一年出头，他就升职了，工资翻倍，而春枝意外怀孕了。虽然这在计划之外，但也是一件喜事。那一刻双喜临门，他把春枝揽入胸口，紧紧地抱着她说："我会一辈子对你好，对我们的孩子好，我爱你们。"

春枝生了一个女儿，他们也租了一套两居室的大房子，爷爷奶奶和姥姥姥爷都前来看望。一大家子人聚在一起，屋里有笑声，有婴儿的啼哭声，还有厨房的锅碗瓢盆声，春枝耳边还有他的低语声："我爱你，老婆。"

春枝感到前所未有的幸福和满足。为了不给两边的老人增加负担，春枝决定放弃即将升职的工作，正式成为"全职妈妈"。她始终认为，为家人付出不算牺牲，这是爱，也是一种幸福，只要一家人好，自己怎样不重要。

确实，他升职加薪，带团队，事业越来越好，和朋友的小投资也是收益可喜。他总是定期给春枝转钱，还不忘说一句："别舍不得给孩子买东西，该花钱就花钱，让孩子吃好穿好。"

只是，他回家的时间越来越少，应酬越来越多，有时候甚至彻夜不归。就算回家，他也是在补觉，刷着手机里的视频放空。春枝不想打扰他，心疼他工作辛苦，家里家外的事情能自己干就自己干。直到有一次深夜，女儿发烧，春枝一遍遍拨打他的电话，那边一遍又一遍地传来"您拨打的电话已关机"的声音。春枝抱着女儿上医院挂急诊，在病床边，女儿被针扎得疼哭了，春枝也哭了。

第二天回到家，家里依然空荡荡的，他没有回来，手机也没有开机。春枝累了，抱着孩子睡着了。在梦里，她笑得灿烂，因为没有家务琐事，没有不分昼夜需要照顾的孩子，没有对爱人期待的落空。梦里二十出头的春枝，对家人和闺蜜说："要干一番自己的事业，让父母享福，要每天漂漂亮亮的，活出精彩的人生。"

醒来时，春枝看着依旧熟睡的女儿，亲吻着她的额头，轻言："丫头，希望你别成为妈妈这样的人。"

他终于回家了，此时距离孩子发烧已经过去了三天，女儿已经好转了。春枝没有问他为什么关机，为什么不给家里打电话。她只是做了他最爱喝的丝瓜汤，在餐桌上，他跟孩子说说笑笑，春枝没有说话，他也没有跟春枝说话。

那晚，他在床上侧身看手机，春枝缓缓将脸靠向他的后背，说："我很想你。"

他没有转身，只是把手机放到床头柜上，顺势关了灯，说："我这不是回来了吗？睡吧。"

春枝一动不动，脸庞紧贴着他的后背，努力地感受他的温度。春枝好像病了，她总觉得冷，有一种从内心散出来的寒意包裹着她，眼泪还总是毫无由来地说流就流。

那一夜过后，春枝做了两件事。第一件事是向家人和亲戚朋友借钱，掏空了所有积蓄，在城市里买了房、安了家。第二件事是要为他再生一个孩子，在春枝的主动要求下，他同意了，春枝顺利怀孕。她希望能生个儿子，有一儿一女，让他的人生更加完整。

"我要怎么爱上自己？"这是春枝发给我的信息。

"就像当年爱上他一样，从相识，到相知，再到相爱。"我回复。

"我知道，我已经不是我了。春枝这个女人，被我自己弄丢了。"十五分钟后，我收到春枝的这条回复。

"是啊，这些年，你慢慢地把春枝弄丢了。所以你的生活中没有春枝了，只有丈夫和孩子。"

"所以，他也看不见我了，他的眼中也没有春枝了。"发送这句话之后，春枝发了一排哭泣的表情。

"你可以把春枝找回来，重新认识她。"

"那你能帮我吗？我好像陷入了一个沼泽，越用力，越下沉，我快撑不住了。"春枝问我。

"当然，只要你愿意，我们可以试试，找回春枝，重塑春枝，爱上春枝。"

"我们可以见面详聊吗？"春枝问。

"当然可以，在 30 楼的咖啡馆，如何？"

"没问题，后天是周六，下午 2 点，在 30 楼的咖啡馆。"

"后天见。"

马桶上的哭泣，是天亮的清醒剂

1

30 楼的咖啡馆里唯一的男员工是大黑。他皮肤黑、头发黑，最开始脸也黑着，生人勿近的距离感差点让他被开除。奈何人家的咖啡做得好，属于技术型员工，店长只能放松对他表情管理的要求了。那时候，我悄悄地观察过大黑，发现他的"黑脸"只不过是他的保护色，他需要刻意和我们保持距离，需要时间了解我们。直到他确定周遭安全时，他才不会继续黑着脸，甚至透出一种憨憨的可爱。

我和春枝约的时间是下午 2 点，大黑掐着时间给春枝做了一杯温度适宜的咖啡，我端着咖啡走向春枝，她笑着问候："芳妮，下午好啊。"

"春枝，下午好，这是我们的咖啡师特意为你做的低咖啡因咖啡，既不会影响你的睡眠，也能让你感受下久违的咖啡香。"

尽管在此之前，我们素未谋面，但我们并不感到陌生，这次约见反而像老友间的一场下午茶之约。

春枝说："我差点因为咖啡因放弃了咖啡，我从来没有想过可以选择低咖啡因的咖啡。我总是这样，不会变通。好像在我的世界观里只有黑和白两种颜色，我不选黑，就只能选白。就像那天我问你，我的婚姻要继续还是要结束？也许，在继续和结束之间还有第三甚至第四种可能，就像世界远不止黑和白两种颜色。"

其实，在生活中，很多人都会像春枝一样，在面对某个事件时，认知局限于非黑即白。心理学认为，非黑即白认知是认知偏差的一种表现形式，是将事物单一地划分为黑或白、好或坏、对或错的一种二分思维方式。这种思维方式忽略了事物的复杂性，或可能存在的灰色地带。具有非黑即白认知的人往往比较刻板、固执，对事物发展的包容性较弱，很难接受变化。这类人一旦感受到外界环境中的人或事发生了变化，就容易走向极端，要么立刻远离，要么选择逃避，假装看不见变化。

所以，具有非黑即白认知的春枝将婚姻推向了离或不离的两个端头。

也正因为有这样的认知，她难以接受丈夫的变化。她可能逃避、挣扎过，但痛苦感会更加明显。我想她那颗完整的心脏就好像被一切为二、左右分离，她该如何选择？无论选哪一块都意味着她将变得残缺、不再完整。

"咖啡如何？"今天大黑少有地离开他的咖啡机，走到了春枝的桌边，生涩地问道。

"还是那股熟悉的苦香参半的味道。"春枝笑着说。但她此时的笑，是明亮而温暖的。

"大黑，你这是为了完成客户满意度考核吗？哪有黑着脸问客户的？这样人家也不敢说不好喝呀。"我打趣地问，大黑的脸霎时间由黑变红。

"很感谢你做的低因咖啡，要不要一起聊聊？"春枝发出邀请，大黑没有拒绝。

"咖啡真的很好喝，你做咖啡师多久了？"春枝问。

"八年前，我遇到了一个爱喝咖啡的女生，开始学做咖啡，两年后成了一名咖啡师。"大黑说。

"那个女生现在还喝你做的咖啡吗？"春枝继续问。

"喝，她从爱喝咖啡的女生，变成了咖啡师的妻子。"大黑说。

"那她真是太幸福了。"

"她……可能吧。"大黑起身，没有继续往下说，"你们慢慢聊，我也该干活了，已经收到了今天的客户满意度意见，你们记得五星好评哦。"

"芳妮，你看别人都这么幸福，而我的婚姻为什么会这样？"春枝拿起咖啡杯，低下头，目光定格在咖啡杯里那颗白色牛奶桃心上。

"从现在起，我们先把婚姻问题放一边，我们的任务是找回你，找回春枝。"

到底什么样的状态是弄丢了自己，迷失自我？

请想象一个人独自置身于无边无际的荒野之中，四周是连绵起伏的迷雾，迷雾遮蔽了所有的方向。他原本坚定的脚步现在变得迟疑，每一步都走得并不踏实。

他的内心充满了空虚和迷茫，自己变成了一具没有灵魂的躯壳。他试图回忆过去的点滴，那些记忆却像沙子一样从指间滑落，无法被抓住。他试图想象未来的可能，但未来像一团乱糟糟的毛线，他不知从何处下手，无法厘清。

他不知道自己是谁，要去哪里。他感觉自己与周围的世界格格不入，身处异境，无法找到归属感，就像种子离开了土壤。他开始质疑自己，不知道自己真正想要的是什么，甚至开始怀疑自己存在的意义。

他试图寻找出路，但心跳加速，他惶恐不安，不敢挪步，生怕走错方向。他感到无助和孤独，一个人在这片迷雾中徘徊。

西格蒙德·弗洛伊德（Sigmund Freud）的精神分析理论提出，人们会用各种心理防御机制来处理内心的冲突，但这些机制一旦使用过度，人们会不敢面对真实的自己，从而感到迷茫。

另外，由于自我概念的模糊，当一个人对自己的身份、能力、目标和信念等没有清晰的认知，在不同的社会角色之间无法找到一致性时，他可能会感到迷茫。例如，一个人可能在家庭、工作和社交活动中扮演不同的角色，如果这些角色之间存在冲突，他可能会感到自己的身份是不明确的。

不过，当你迷失的时候，其实也是在寻找。

寻找自我的第一步：回答"我是谁"。

我递给春枝一张卡片——"自我找寻卡"，上面写了 22 个问题，具体如下。

（1）你的年龄是多少？

（2）你的身高是多少？

（3）你的体重是多少？

（4）你喜欢什么颜色？

（5）你讨厌什么颜色？

（6）你喜欢哪种口味的食物？

（7）你讨厌哪种口味的食物？

（8）你最喜欢自己身体的哪个部分？

（9）你最不喜欢自己身体的哪个部分？

（10）你最喜欢自己性格中的哪个部分？

（11）你最不喜欢自己性格中的哪个部分？

（12）你有什么好习惯？

（13）你有什么不良习惯？

（14）生活中，你喜欢做什么事情？

（15）生活中，你讨厌做什么事情？

（16）你擅长做什么事情？

（17）你不擅长做什么事情？

（18）你身边有没有你喜欢、愿意交流的人？

（19）你身边有没有你讨厌、不想看见的人？

（20）你喜欢读什么类型的书？

（21）你喜欢做什么类型的运动？

（22）你喜欢哪个城市？为什么？

关于"我是谁"，你可以继续补充并回答自己能想到的问题。

以上是卡片的内容，春枝看后说："你居然让我回答身高和体重！"

"是啊，不光是身高和体重，卡片上的每一个问题，我都建议你用笔把答案写出来，所以这张卡片作为我今天的见面礼，请笑纳。"

我观察到，春枝快速将视线从卡片上移开，我断定，她没有看完卡片的内容。这很正常，一个自我迷失太久的人，虽然内心寻找自我的渴望很强烈，但依旧会习惯性地回避，毕竟找回自我的过程有可预见的痛苦。而遇到痛苦就想逃，是人们通常的选择。

"我今天需要去接孩子了，咱们先聊到这儿吧，谢谢你。"如我所料，春枝选择了离开。或许，她真的要去接孩子；或许，她还需要时间思考找回自我的必要性。

春枝把卡片塞进包里后，脸上挤出一个微笑："再见。"

这个世界上最了解自己的人是自己，最回避自己的人也是自己。"看不见"这三个字好像一剂良药，能缓解我们心里的疼痛和害怕。

我女儿有一次做手工时被小刀划破了手指头，血流了出来。她对着我说："妈妈，好痛好痛。"我立刻找来创可贴，贴在她清理之后的伤口上，心疼地问："闺女，好点了吗？"然而她已经迫不及待地开始继续做手工了，随口应道："贴上创可贴，看不见，就不痛了。"

是啊，看不见的伤口或许就不算伤口。不算伤口的伤口，怎么会痛呢？

这就是防御机制。弗洛伊德认为防御机制是个体无意识或自动化地采取的非理性的、歪曲现实的应对焦虑、心理冲突或挫折的方法，是自我保护的机能。自我防御机制可以降低或免除精神压力，让人们恢复心理平衡，以应对现实生活中出现的各种危机情境。

它就像一件雨衣，穿上它就能让我们免遭风雨。而生活中我们最喜欢穿的一种雨衣（最常用的心理防御机制）叫"逃避"。

小时候，我奶奶非常爱我，常常对我说："在外面遇到危险和坏人时就跑，赶紧跑回家，家里最安全。"

也许很多人也听过这样的话。慢慢地，我们长大了，也确实遇到了"危险"的事。毕竟在我们心里，只要会给我们带来损失、伤害、疼痛、愤怒或自责的事，都是"危险"的事。我们也会遇到"坏人"，他们让我们不知所措、难过和痛哭流涕。所以我们要赶紧跑，只要跑回家，"危险"好像就不在了。每个人都有"家"，它不只包括那间按平方米算的砖瓦房，还包括我们有血有肉的心房。

所以春枝跑了。因为在她真的要找回自我的那一刻，她的心会痛，这不就是一件"危险"的事吗？所以，让春枝回家吧，让她先回到她的心房，把心门紧紧关上。再给她一些时间，她还没有做好面对"危险"的准备。

2

"如果爱一个人，要押上你的全部，你愿意吗？"

有一天，三三翻着她手里的杂志，随口问出这个问题。那年，我们二十出头。我不记得自己当时有没有给出答案，不过后来，三三用行动给了我答案。她确实押上了全部，为了一个男人。至于结果，毫无意外，她被伤得体无完肤。

我还记得那个下午，我冲进她家里，脑袋里预演了很多遍"手撕渣男"的戏码，怒发冲冠原来真的存在。我大脑中有股气流，推着我要把三三和那个人都大骂一遍。我生气她谈个恋爱遮遮掩掩的，如果她早点告诉我，就不会出现摊牌时就是分手的局面。

三三把窗帘拉得严严实实，我一进门，感觉空气被抽走了一半，窒息感扑面而来。屋外，大雨如注，屋内，她在低声抽泣。我以为我一肚子的话要像连环炮一样蹦出来，然而，人在心痛不已时，是说不出来话的。看着她的样子，除了跟她一起流泪，我只说了一句："三三，都过去了。"

窗外，黑色不再纯粹，霓虹灯亮了起来。这些灯光零零星星的，有的忽明忽暗，好像在调侃："哭有什么用？"

三三好像也听到了，她的哭声弱了，眼泪也干了。她抬头说："我渴了。"连喝三杯凉白开后，她把我赶出了家门。

第二天早上 9 点 48 分，我收到了她的短信："我醒了，都过去了，谢了。"

第四天是周六，我走进了一家蛋糕店。一个月前，我和三三逛街时正好经过这家店，我们被玻璃橱窗里的冰激凌蛋糕惊艳到。三三说："等你过生日时，我给你买，寓意甜蜜余生。"等不到生日了，我想让三三从今天开始，就甜蜜余生。

三三说过，如果按了三次门铃，她都没有来开门，我可以用备用钥匙直接进屋。打开门时，我鼻头发酸，心跳加快。

有时候，人的预感挺准的，她不在家，只留下一张纸条：无法面对，只能逃避，不用担心，不用找我，给我时间。

正如前文所言，每个人都会不自觉地披上"逃避"的雨衣来帮助自己逐渐适应危机。所以，在拨打三三电话的那一刻，我关掉了手机，她的话没错，我要给她时间。

同样，我也要给春枝时间。

忽然，三三猛地一下坐到我旁边的沙发椅上，用手指戳着我的胳膊说："发呆很有趣吧？"

三三有时候真的很像一只猫，身姿矫捷，走路无声，吓人一跳。

"明知有趣，为何打扰？"

"独乐乐，众乐乐，孰乐？"

"独乐。"

"行，芳妮，你就憋着乐吧。今晚一起吃饭啊，轮到大黑请客。"

"我刚才在想，当年你拉着行李箱仓皇出逃、流泪成河的样子。"

"好汉不提当年勇，你继续独乐吧。"

三三矫健地跃出沙发，奔向她的舞台——咖啡吧台。

那一年，感情失败的三三选择出国，这一逃便是五年。而春枝，她会逃避多久呢？

3

回国后，三三的工作如日中天，她晋升为销售总监，每天有密密麻麻的工作日程。有一天她说："我真不敢想象，如果没有你这个朋友，我会不会被工作压倒？挣钱多了，时间少了，人不开心了。自己在公司谨言慎行，生怕被人抓住小辫子；在生活中因为太忙，顾不上社交，离朋友越来越远。"她说她常常在做完销售方案的凌晨，觉得很孤独，心里空荡荡的。

三三说："有时候，很想找个人聊聊。但打开手机、点开通讯录时，我又对自己说谁的生活不是一地鸡毛。然后我关上手机，准备和孤独一起入睡。睡着睡着，天没亮就醒了。"

有一天晚上，我正准备哄孩子睡觉时，接到了三三的信息："有时间吗？出来聊一聊，我在你家楼下。"

小区昏黄的路灯好像在三三的倦容上加了一层叫心酸的滤镜。

"我没什么事，就是想找个人聊聊。"三三挤出一个笑容，眼里含着泪。

"好巧，我也想找个人聊聊。"

我们坐在长椅上，头靠椅背，三三说："其实我也说不上来是哪里不对劲，就是觉得很久没有开心过了，没有真正地笑过了。"

"如果笑不出来，那就哭出来，眼泪不应该被禁锢在眼眶里。"我双眼盯着那片无尽的星空，并没有说其他话。

心理学认为，动情的眼泪是有释放压力的作用的。当人们流泪时，副交感神经会被激活。副交感神经是自主神经的一部分，它主导着身体的休息和恢复功能。当副交感神经活跃时，它可以降低心率、呼吸频率和血压，从而有助于身体和心理的放松，减轻压力。并且泪水可能促使脑内释放一些具有抗压和舒缓作用的化学物质，如内啡肽等，这些物质有助于缓解身体的紧张状态，改善心情。

眼泪虽然是咸的，但是流过泪的心，会涌出一丝甜。

我用余光看到她用手擦拭着眼角的泪水。成年人的陪伴可以让人安静、无声地感受当下，感受无奈、痛苦和委屈。

成年人为了生存，早就习惯了心中藏万千、嘴上无一言，把万千种思绪藏得越来越深，最好让它们深入任何人都难以发现之处。于是在内心深处，这些思绪开始发酵、腐烂。你会偶尔感到隐隐阵痛，这种痛看似不影响生活，但会让你变得沉闷、心慌、痛苦，甚至空洞。

如果我们不小心让身体有了伤口，医生会第一时间帮你清理创面。那股从心间涌出的眼泪就是消毒剂，这说明，你开始自行用泪水清理心中的伤口了。只有清理干净，伤口才能愈合。

给三三一些时间，让她试着一点点清理心头的伤口。

"我没事，我知道哭也没有用，就是忍不住。"三三在哭腔中呢喃。

"哭吧，哭吧，咸泪珠子的作用不是帮你解决问题，而是让你重新拥有解决问题的动力。"

那一晚，三三没有回家，在我家沙发上，把笑面虎的领导、自以为是的客户统统抱怨一遍后，很快就睡着了。她睡着的样子像一个婴儿，呼吸平稳又均匀。晚安，愿你好梦！

第二天早上，三三吃着她最爱的豆浆油条，喜滋滋地说："你家沙发是带催眠功能的吧！"

"那当然，昨晚是免费体验。下次再来，你就得充会员，付费入睡了。"

"那你家的沙发，以后三姐承包了。"

从那以后，我家沙发有了它的专属客户。在手工课上，女儿做了一张卡通贴纸，把它牢牢地贴在沙发背面，上面写着：三姨专属。

一个月后，三三说："我们开一家咖啡馆吧，再做一个社交账号，来到咖啡馆的人可以通过这个社交账号安全、自在地倾诉。你负责管理这个账号，成为倾诉者的云树洞。现在的人太累了，尤其是我们在三十出头的年纪，忙着糊口，忙着带娃，忙着打扫家里的一地鸡毛，忙到不敢让自己停下来，忙到只能掩藏自己的脆弱和无奈。不过我们都很清醒，不指望有人出谋划策，帮我们解决生活中的问题，我们只想找个人聊聊，聊完之后，我们会继续乖乖地该做什么做什么。"

心理学上有句话：表达即治愈。我一直把这句话挂在工作室的墙上，送给自己，也送给每一位来访者。

3个月后，我见到了大黑，他是三三的老朋友，从设计师转行为咖啡师。在4个小时里，他制作了5杯咖啡。我的胃在燃烧，超量的咖啡因让我头晕，但他做咖啡时的专注和投入，以及他的一句话，让我变得清醒和坚定。

他说："男人，泪不能轻弹，苦不能轻言。其实，我们也需要找个人聊聊，不找老婆诉苦是男人的自尊心在作怪，生怕在她面前丢了面子。结果就是容易憋坏自己，也会不小心伤害家人。"

5个月后，30楼的咖啡馆正式开业。大家在这里喝喝咖啡，与云树洞账号聊聊经历。所谓表达即治愈，有些话说出来了，心里就顺当了。

4

晚饭时间到了，餐桌上依旧是原班人马：三三、大黑和我。我们三个既是股东，也是员工，每个月都要打着"股东大会"的旗号，明目张胆地闲聊天。我们会聊聊鸡毛蒜皮的日子，聊聊不咸不淡的感情，聊聊每天让人抓狂又治愈的孩子，聊聊如何给自己"打鸡血"，聊聊心里憋着的那股"凭什么"。我们会聊过去，也会聊明天。总之，一切皆可聊。

我们也很默契，相互间的安慰是多倾听，少劝说。

有这样一个故事：有个小国派人到中国来，进贡了三个一模一样的金人，同时出一道题目，哪个金人最有价值？皇帝想了许多办法，请珠宝匠来检查，称重量，看做工，发现三个金人都是一模一样的。可是使者说答案不对，它们的价值不一样。

这时，有一位老大臣说他有办法。皇帝将使者请到大殿，老大臣胸有成竹地拿出三根稻草，分别插入三个金人的耳朵里。插入第一个金人耳朵里的稻草从另一侧耳朵中掉出来了，插入第二个金人耳朵里的稻草从嘴巴里直接掉了出来，而插入第三个金人耳朵里的稻草掉进了肚子里，什么响动也没有。老大臣说："第三个金人最有价值！"使者笑了，答案正确。

这个故事告诉我们：最有价值的人，不一定是最能说的人。古希腊哲学家苏格拉底（Socrates）曾经说过："人有两耳双目，只有一舌，因此应多听，多看，少说。"倾听是获得智慧的第一步，这句话强调了倾听的重要性。而生活中，那些能认真听我们说话的人，是应该被珍视的人。

5

三天来，春枝都没有给云树洞发过消息。

春枝确实如愿以偿地给他生了一个儿子。30 岁生日那天，春枝抱着 2 个月的儿子许愿：愿我最爱的家人幸福健康，永不分离。

春枝更忙碌了，两个孩子围着她转。灶台边，她一手抱着儿子,一手翻炒着女儿最爱的糖醋虾球。她用背带背着儿子,手里牵着女儿,在女儿去幼儿园的路上,女儿哭闹着说:"妈妈我不去,我要在家,我要在家。"

女儿挣脱春枝的手,一溜烟儿往家跑。春枝追上后,想拍打她的屁股,可她举起的手却狠狠地甩在自己的腿上。她没有哭,也不能哭。因为她知道,这一哭会变成三个人在路口的泣不成声。

自从他们结婚后,他的事业一直稳定上升,加上跟人做了点投资,收入确实可观。尽管为了买房,春枝向家人和亲戚朋友借了钱,但根据他的现有收入,这些债务压力不大。春枝算了算家里的存款,跟他商量:"咱们请个阿姨吧,现在有两个孩子,我真的是扛不住了。"

他当时正抱着儿子,有了儿子后,他通常一个月会有一天在家陪孩子。他抱着儿子举高高,儿子发出银铃般的笑声。几个回合后,他把儿子放进婴儿桌椅,递去一根磨牙饼干,欣赏着沉浸式啃饼干的儿子。

他说:"带孩子很难吗?我每次在家,都觉得带孩子是一种享受。你觉得累是因为你心态不对、能力不足,没事多学习学习如何科学育儿吧。"

春枝摇头否定,走到他跟前说:"如果是我每个月带一天,我也和你一样不觉得累。可是每天的哄睡、做饭、喂饭、洗衣、洗澡、早晚接送、出门遛弯、绘本陪读、玩具陪玩和周末送兴趣班，哪一件事能落下？"

他起身，回避春枝的靠近，还是那句话："你不上班，带孩子就是你的工作，在公司上班的人，谁还没有一件又一件干不完的事？"

春枝继续走近他："你能不能多关心关心我？"

他问："我一个人挣钱养家、还债，我不辛苦吗？但我没要求你关心我，你怎么这么矫情呢？"

不等春枝开口，他直接说道："我也很累，好不容易休假一天，我不想吵架。"他转身走进书房，关上了门。

春枝侧身靠近书房的门，轻声说："咱不吵架，咱好好聊聊吧。"

不知道从什么时候开始，他们之间变成沟通即争吵，聊天即沉默。而书房内没有任何声响，里面的人也没有任何回应。此刻，家里安静得只剩下儿子啃吃磨牙饼干的声音。

转眼过去一周，又是周六，早上 10 点，云树洞收到了春枝的信息。

她说："今天老时间，老地点，还能见一见吗？"

我说："好，老时间，老地点，不见不散。"

见到春枝，她那红肿的双眼像两朵被风雨冲刷过的娇嫩的花朵，充满迷茫和无助的残败，却依旧倔强地挂在枝头。

她在吧台边和大黑打招呼："又见面了，今天我的咖啡不需要低因版，但是需要你给我推荐你认为口感最好的一款。"

接着她回头看向我："芳妮，我来了。"

是的，她来了，她真的来了，她的人和心都来了。

春枝把"自我找寻卡"递到我面前，密密麻麻的字像一个个音符，如果有人把它们演奏出来，那一定是直击人心的心灵之歌。

我正要开口问好，春枝就抢先说道："我懂了，这张卡片的意义不在于答案，而是我有没有花时间关注、正视和了解自己。我曾经把自己关在一个小房间里，以为那里很安全，然而，真正的安全不是躲藏和回避，而是可以随时走出房间，不管身处何地，都能好好生活。"

"芳妮，我说的对吧？"

"对！"

"芳妮，我醒过来了，不晚吧？"

"生命的舞台上没有迟到的演员，只有未到的精彩。无论何时登台，你都能成为主角。"

这时，屈把咖啡杯放在桌上后，从围裙口袋里掏出几颗大白兔奶糖，放在杯子旁："送你的，生活就是一边享受咖啡的苦，一边享受大白兔奶糖的甜。"

"谢谢，我们第一次见面时，你给我安排了安神茶，我记得你。"

屈乐呵呵地说："我也记得你，那我不打扰你们聊天了，有需要叫我。"

春枝抿了一口咖啡："就是这个味道——咖啡该有的味道。我感觉好温暖，坐在这里心很踏实，真好。还有，谢谢你。"

"嘘……这一刻，好好享受咖啡吧。"

我把春枝的"自我找寻卡"放进特意为她准备的信封里。

那天，我们聊了一个小时。临走时，春枝把大白兔奶糖装进包里，自语："带回去给孩子们吃吧，他们喜欢。"

春枝告诉我，在我们见面的前一晚，她接到老家打来的电话，她的父亲突发心脏病，好在小区的人及时发现，才没有造成生命危险。

原本坐在春枝身边、正陪孩子玩小火车的母亲听到这个消息就坐不住了，对春枝说："你给我订票吧，我要回家。孩子你自己带吧，你爸要是没了，这个家就散了。当初我们不让你远嫁，不让你嫁给他，你听过吗？你看看，这些年你过的是什么日子？"

一言不发的春枝给母亲定了第二天最早的车票。

也许是被姥姥的责骂声吓到了，儿子也哭了起来，姥姥心疼地一边抱起外孙，一边哄着："宝宝不哭啊，不怕啊，姥爷会健健康康的。这都怪你妈妈，是她太不争气了。姥姥带你一起回去看姥爷，姥爷也很想你，你跟姥姥走。"

母亲抱着儿子回到卧室后，再也没出来过。只有女儿走到她身边，问她："妈妈，姥爷会死吗？"

"不会，姥爷是最厉害的姥爷。"

春枝立刻抬头看向屋顶，她怕再耽误一秒眼泪就要流出来了，她不想再让女儿看到她哭的样子了。这些年，女儿见她哭过很多次，她不能再这样了。

安抚好女儿，哄她睡着后，春枝走进浴室，锁上门，整个人瘫坐在马桶上。狭小的浴室对她来说才是安全的避风港。

春枝拿出手机，发了一条信息："爸爸生病了，我们一起回去看看他吧，你能请几天假吗？"

"最近项目到了尾声，我不能请假，你自己带着孩子回去吧。"

春枝看着这些文字，心，已无波澜。因为，她早有预料。

这时，手机屏幕开始闪烁，上面显示父亲的手机号码。

"爸，你怎么样？我不敢给你打电话，怕影响你休息。"

"闺女，爸没事。你让你妈不用赶回来，在那里安心带孩子。"

"爸，都是我的错，当初我应该听你的话，不远嫁，不嫁给他。爸，爸，我错了。"春枝原本不想哭，不想让父亲担心，但从哽咽到泣不成声就在一瞬间。

"孩子，是爸对不住你，没保护好你，不怕，有爸妈在，家就在。累了，你就回家。"

"孩子，不哭啊，不哭，爸真没事，休息几天就好了。"

春枝尽力克制情绪，这些年她都是这么做的，今天最不应该失控。她对自己说了一万次，要坚强，要独立，不要让父母操心。

她只能匆匆挂断电话，这样才可以肆无忌惮地让那满肚子的委屈化作泪水涌出。她一只手压着胸口，一只手捂着抽动的嘴角。她想，就算哭泣也不能发出很大的声音，不能吵到家人。

那一刻，春枝的耳朵里不断传出父亲的声音："你出生在春天，那时候枝条变绿，特别有生命力，所以爸爸给你取名春枝。"

"春枝，你选择的男孩野心很大，而你太软弱，爸爸担心你撑不起他的野心。"

"春枝呀，你要快快长大。"

"春枝呀，如果有一天爸妈不在了，你要好好爱自己，爱你的孩子，过好每一天的日子。"

她不知道在马桶上坐了多久。天蒙蒙亮的时候，她仿佛听到几声鸡鸣。小时候，她常常在睡梦间听到这样的声音，就算没有睁眼，也能知道父母起身为他们的小摊做准备。

这次，她睁眼了，身边没有爸妈，只有坐在马桶上哭到瘫软的自己。她摸了摸自己的脸颊，脸上粗糙不平的。她站起来，拧开水龙头，双手捧起冰冷的水流，把这张被泪水浸泡过的脸冲洗得干干净净。当她再抬头看向镜中的自己时，眉宇舒展，眼神坚定。

马桶上的哭泣，是天亮的清醒剂。春枝拿出我留给她的卡片，写完后，对自己说了一句："春枝，欢迎你回来。"

亏欠自己的，都需要偿还

1

周六早上，赖床聊天是我和闺女的固定项目。聊在兴头上时，她却猛地坐起来，跳下床，一路冲向客厅的零食收纳筐，一边翻一边喊："妈妈，巧克力棒棒糖没有了，怎么办？"

"大早上，你打算吃棒棒糖吗？这好像不符合咱们的约定吧？"

"妈妈，你忘了吗？每个周五我都可以吃一根棒棒糖，可我昨天没有吃，欠自己一根，今天得偿还自己呀。你快帮我找找，妈妈，妈妈。"

我从包里拿出一根，递给她："把我的给你吧。"

"那不行，你给我了，你也会欠自己一根，要不今天我就吃这根吧？"她晃动着手里的那根跟她脸盘一般大的彩虹棒棒糖，满眼透出胜利的喜悦。

2

周末时，咖啡馆的女士总是会多一些，因为它位于两座大厦的中庭位置，左边 1 号楼里几乎全是大中型企业，三三的公司就在里面。右边 2 号楼里是大大小小的儿童机构，有各种兴趣辅导班。周末上班的人少，陪孩子上辅导班的妈妈多，咖啡馆的女士自然多。

把闺女安顿在办公室写作业后，我在吧台帮忙。准确地说，我是在等周艳。她是我们这里的 VIP 客户，从咖啡馆开业到现在，几乎每周六在孩子上辅导班的时候都会来。最初，这里是她片刻的歇息地，后来，用她的话说，这里是她的辅导班，辅导她更好地经营生活。

故事是这样的。周艳的孩子在 2 号楼学拳击，孩子上课的时候，她会来这里点杯咖啡，发发呆，或者处理些工作。有一次，周艳满脸愤怒地冲进来，对着吧台的大黑问了一句："喝什么咖啡不长胖？"

大黑依然用一贯不急不躁的腔调说："美式吧，热量低一些。"

我把美式咖啡放在桌子上时，她正对着手机激动又委屈地发着语音："11 岁的孩子对我讲出这样的话，你到底管不管？

孩子不是我一个人的，孩子变成这样，你当爹的也是有责任的。"说完，她把手机摔在桌子上，随手拿起云树洞卡片，问我："在云树洞，什么都可以聊吗？"

我说："是的，只要你愿意，就可以畅所欲言。"

她笑了："是你在打理云树洞这个账号吧，所以我可以理解为，我在和你聊天咯？"

我也笑了："是的，你其实是和我聊天。我叫芳妮，其实我们已经见过很多面了，你每周六都会来，每次都点厚乳椰香拿铁。"

她接着说："我叫周艳，那你坐下来，我请你喝咖啡。我想直接和你聊聊，我现在憋得慌。"

周艳开门见山的方式让我很喜欢。

可还没等我坐下，她就怒气冲冲地问："如果你 11 岁的孩子朝你喊，你个胖熊，只会河东狮吼，你会怎么想？你不用安慰我，直接讲你真实的想法。"

我坐下来，看着她身上的棕色麻花毛衣硬是把她的体型放大了一圈，她的眉头上挑，满眼怒火，我谨慎又严肃地回答："我真实的想法是这个毛衣确实有熊味儿。"

谁知她听完后，居然扑哧一声笑了。

从那天起，我们每周都会认真地聊聊天。不知不觉，我们就这样聊了 8 个月，她的体重也从 154 斤变为 125 斤。

现在，我继续把周艳的故事讲完。

周艳在家排行老大，她有一个妹妹和一个弟弟，家庭条件很差，父母靠务农养活她们三个。

她既然是大姐，免不了要帮助爸妈照顾弟弟妹妹。她说，她 3 岁就会生火，5 岁就学做饭。每当农忙的季节，她不仅要做饭，还要照顾弟弟妹妹。8 岁那年，弟弟刚 1 岁多，妈妈就生了一场大病，在家躺了 3 个多月。有一次，躺在床上的妈妈拉着她的手说："艳，你是大姐，你要照顾好弟弟妹妹，照顾好这个家。老话说，长兄如父，长姐如母。如果妈妈不在了，你也要像妈妈一样照顾这个家。"

周艳明白妈妈的意思，连连点头。从那以后，她尽心尽力地照顾弟弟妹妹，帮爸爸一起做农活和家务。她白天在学校经常打瞌睡，放学回家后就要围着灶台忙到天黑，只有等大家都休息了，才有时间开始写作业。尽管这样，周艳的成绩也一直很好，是老师眼中的好苗子。

在她 10 岁那年，爸爸要跟亲戚们进城打工，家里的重担要落到她和妈妈身上。可妈妈大病之后，身体大不如前。周艳心疼妈妈，她总对妈妈说："妈，你放心，我是大姐，我有的是劲儿，我能把家照顾好。"

　　她大口吃饭，卖力干活，挑水砍柴，背着弟弟干农活。压在肩头的重量一直提醒周艳：你是大姐，你要把家照顾好，把家里的人都照顾好。

　　这样的情况一直持续到她上高中。那天是大年三十，爸爸回来了，一家人团聚，围坐着准备吃年夜饭。一向严肃、不善表达的爸爸居然递给周艳一个杯子，又朝杯里倒了一些二锅头。爸爸也把自己的酒杯倒满，手握酒杯，双眼望着酒杯里的酒。全家都在等着爸爸发话，因为爸爸往年都会举杯说："过年了，好好吃饭。"

　　而这次，爸爸迟迟不语。

　　周艳猛地站起身，举着酒杯，看向爸爸说："爸，我决定了，不参加高考了。我拿到高中毕业证就进城，我去打工，我是大姐，要照顾好这个家，我会赚钱供弟弟妹妹读书，让我们家越来越好。"

　　说完，周艳一口闷下酒杯里的二锅头。那一夜，爸爸笑了，妈妈也笑了。周艳也笑了，笑着笑着，她脸颊上不经意间滚落的泪珠就干了。

　　有一次聊天时，她问我："你猜猜看，当年我的成绩能考上哪所大学？"

　　我故作犹豫不决地说："体大（北京体育大学）？"

周艳急了："你这是以貌取人，你想说我体格大是吗？你知道吗？那时我在全县重点高中的尖子班，成绩从来没有掉出过班级前 5 名。我们班主任说我可以读对外经济贸易大学。"

"原来如此，佩服佩服，你们班主任识人真精准！你有没有告诉她，虽然没去读大学，但你把产品卖到国外了？"

周艳又扑哧一笑，说："低调，低调，这点生意不值一提。"

心理学上有个概念叫亲职化。亲职化是指父母和孩子的角色发生颠倒，父母放弃了他们身为父母原本应该做的事情，并将这种责任转移到孩子身上。具体来说，就是让孩子承担起本应由父母履行的家庭责任和情感支持角色。

亲职化具体又分为两种：功能性亲职化与情感性亲职化。功能性亲职化是指孩子代替父母的角色，满足家庭的物理及工具性需求，如照看弟弟妹妹、做饭等。情感性亲职化则是指父母让孩子满足自己的情感需求，使孩子成为情感依赖对象。这种现象往往发生在单亲家庭、养育者丧失劳动力的家庭、父母有不良嗜好的家庭及经济困难的家庭。

从周艳的成长经历来看，她在家庭中就承担了一部分妈妈的角色，她把妈妈的责任压到自己身上。因为妈妈身体不好，加上爸爸常年不在家，妈妈难免会有很多的情绪。周艳从小就会察言观色，只要看到妈妈心情不好，她就会更努力地做好家里的事情，会逗妈妈开心。在他们家里，妈妈和弟弟妹妹都很依赖她。好像只要有她在，他们什么都不怕，因为她会保护大家。

亲职化让周艳比同龄人显得早熟、懂事。她在意能不能满足他人的需求，而习惯性地忽略自己的需求。例如，她顾不上自己的学业需求，主动放弃高考，刚满 18 岁就踏入社会，她要挣钱，满足家庭的经济需求。

即使成年后有了自己的家庭，她也是一门心思为家人着想，几乎不考虑自己。尤其是在经济上，她对自己很吝啬。从聊天中我得知，她 38 岁之前从来没给自己买过 300 元以上的衣服，但她对家人很大方，会给孩子买七八百元的运动鞋和上千元的羽绒外套，她给孩子买玩具也是有求必应。

比这些更糟糕的是，亲职化让周艳内心灌满了压力，她心里装载了更多的委屈，常常会陷入焦虑和愤怒的情绪中。可是她会把这些情绪都隐藏起来，她对自己是苛刻的，在外人面前，她不允许自己有情绪，更不会让这些情绪表露出来。她总是脸挂笑容、声音爽朗。从小到大，她听到最多的评价就是周艳真懂事，性格真好。

只有在夜深人静、身边无人的时候，她才敢偷偷抹眼泪。而且在家人面前，周艳的笑容很少，脾气很大，不然孩子怎么会用河东狮吼形容她呢？

不过，亲职化也让周艳变得更加坚韧，因为从小就挑起重担，所以她的行动力和解决问题的能力都很强。

从工厂打工妹到拥有自己的工厂，资产过千万，她只用了14年。她嫁给了一个老实本分的男人，说不上因为爱情，也谈不上因为依靠。她只是不愿意让父母担心，到了年龄，该结婚就结婚，该生孩子就生孩子。她对自己说，靠谁都不如靠自己。于是，刚出月子，她就开始工作了。在孩子3岁那年，她终于自己当上了老板，为自己打工。从那以后，她比以往任何时候都要拼命，因为她不愿意她的儿子吃半点苦。

以上就是周艳的故事。此时，她正朝咖啡馆走来，手里拎着打包盒。人还没跨进咖啡馆的大门，声音就穿门而入。

"你们今天可是托咱闺女的福，才能品尝到周氏独门秘制牛肉三明治。"

"周姨，周姨，你给我带了两个吗？"我闺女在办公室听到了周艳的声音，直接从办公室冲到吧台。

"当然，周姨还多给你加了芝士和生菜呢！"

这时，我、我闺女、大黑和屈在周艳跟前自觉排好队，就像在学校食堂打饭一样。

"大黑，给你四个，你别一个人吃完，给你老婆带两个回去，让她也尝尝。屉，给你两个，这样你明天的午饭也解决了。芳妮，给你一个，你要减脂，不要吃太多。给咱闺女四个，明天的早饭也解决了。这份给三三留着，你们记得叮嘱她，吃之前要在微波炉高火加热两分钟，别吃凉的。"

分发三明治的周艳像食堂打饭的阿姨，也像为我们着想的大姐姐，充满爱和关怀地絮叨着，加上三明治的热乎气，整个咖啡馆变得暖烘烘的。

"你的专属定制款——不加冰块的椰青美式咖啡，周女士，请享用。"自从周艳开始健身后，大黑就总给她做低脂低卡的椰青美式咖啡。

周艳从大黑手里接过咖啡，我们并排坐在吧台边，享受着咖啡配三明治的美味，一口咬下去，牛肉爆汁，肉香浸齿。这一刻，唯有美食、笑声和赞美声。人生就是这样，总有些时刻是温暖又美好的。

"我今天还有个好消息要告诉你们。"周艳喜滋滋地说，"上周我去体检了，体检报告显示，困扰我多年的脂肪肝消失了，指标终于正常了，并且之前的几项异常指标今年也都正常了。"

"这确实太让人开心了，人到中年，只要体检报告里没有那些上上下下的箭头，没有建议复查这几个字，那就是财富，健康永远是排在第一位的财富。"大黑这句话说出了很多中年人的心声。在上有老、下有小的年龄段，还有什么比身体健康更重要呢？

"芳妮，谢谢你，也谢谢你们。"周艳突然低下声音，"虽然我们认识的时间只有八个月，但我常常有种好像认识了半辈子的感觉。"

周艳的这句话，把我拉回到七个月前。

那时我们刚认识一个月，是第四次见面。她拿出手机跟我分享他弟弟的婚纱照，说她弟弟要结婚了，她拿了一笔钱给弟弟在郊区付了首付。

当年，她没有食言，供妹妹读了研究生，后来妹妹发展得很好，被公司外派到欧洲。周艳现在的业务能拓展到海外，也是因为有妹妹的帮助。弟弟勉强读了个普通的大学，现在在她的工厂里帮忙。

"恭喜你，周艳。"看完她手机里弟弟的婚纱照，我笑着对她说。

"恭喜我？是恭喜我弟弟吧，是他娶媳妇，我是跟着忙活，累死了。"周艳诧异。

"不，是恭喜你，你照顾弟弟妹妹的责任都完成了，你终于可以安心做自己，过属于自己的日子了。"

"真的可以了吗？"看向我的一刹那，她红了眼眶。

"接下来，你要对自己负责了，要好好照顾自己，你亏欠自己的太多了。"

后来，我慢慢给周艳讲解了亲职化这个词，我不知道她听进去多少，因为她一直都没有抬头，埋着头掉眼泪和擦眼泪，擦眼泪这个动作重复了很多次。

语言也需要留白。她虽然没对我说一句话，但不回应也是一种回应。我起身离开，陪伴的确是有力量的，不过有时候，一个人更有安全感，可以更自由地做一些事情，如大哭或大笑。

那天晚上，周艳给云树洞发来消息："快四十岁了，我终于明白，哭不丢人，也不是软弱，哭完反而很舒坦。"

我回复道："这一段路程，你辛苦了。下一段路程，请轻装上阵。"

隔了两周，我跟周艳又见面了。她告诉我，半个小时前，她在楼下健身房给自己办了张健身卡，还请了私教，一共花了一万元。

在此之前，她从来没想过会在自己身上花这么多钱，不过这一刻，她没有丝毫后悔和自责。因为她决定了，要好好爱自己，照顾自己，努力生活。今后，在她的世界里，她不仅是别人的女儿、姐姐、妈妈、妻子和儿媳，她更是她自己。

"想什么呢？这是六号桌的。"大黑递了杯咖啡给我，让我送到六号桌。

大黑打断了我的回忆，我送完咖啡回到吧台时，看见我闺女和屈正在看周艳展示她的肱二头肌。

"你别光嘴上说谢谢我们，像今天这种级别的美食，请定期投喂吧。"我在说出这句话时，顺势拍了拍周艳的肩膀，"瞧，这肩膀都被练成腱子肉了，强壮又有力量。"

"过去，我为了照顾好别人，亏欠了自己很多，尤其是自己的身体。我 1.58 米的身高，有 154 斤，可想而知，我的身体承载了来自脂肪的多少压力，这些脂肪包裹着我的内脏，它们早就不堪重负了。体检报告年年给出警告，可我那个时候还是不在乎，好像自己的健康远不及家人的健康重要。我儿子有个小感冒时，我都很紧张，要立刻带他去医院。而我自己就算不舒服，也会糊弄过去。你说的对，那时我的心中没有自己。"

"艳姐，把你的教练推荐给我吧，自从你健身以来，你的状态越来越好了。"屈也忍不住摸了摸周艳的腱子肉。

"行啊，咱们组个健身小分队。屈，你虽然年轻，但要坚持运动，好好吃饭，好好睡觉，好好照顾自己。因为你亏欠身体的每一分，早晚都要还回去的，而且是要加倍偿还。"

谁说不是呢？亏欠自己的，都需要偿还。

我闺女周五亏欠自己一根巧克力棒棒糖，在周六的早上，她偿还自己了。周艳亏欠身体的，也在偿还了。

此时，云树洞提示有一条未读消息。

春枝发来消息："芳妮，我带着孩子回老家了，爸爸生病了，我这个做女儿的怎么也得回去照顾几天。这些天，我带着孩子走我走过的路，带着孩子去了我曾经的学校，带着孩子吃了我最爱的小吃。我还见了我的亲人和老朋友，这里的一切好像都没有变化。我忽然想明白了，这些年，我亏欠了父母，亏欠了朋友，亏欠了孩子，也亏欠了自己。"

春枝亏欠自己的，也需要偿还。

留一颗糖给自己

1

春枝今天从老家回来，她很着急见面，不过这次，她不光要见我，还点名要见大黑。

春枝拖着行李箱走进咖啡馆，她应该是从机场直接赶过来的。到底发生了什么，让她这么着急要见大黑？

"是发生什么事了吗？"大黑一边接过春枝手里的行李箱，一边招呼她坐下。我已经在靠窗边的位置为她点了外卖，准备了一些简单的餐食。她应该是坐最早的航班回来的，想必肚子空空就赶过来了。

"我有一件大事想找你们商量，主要是找你——大黑。"

"既然是大事，那你先吃点东西，吃饱了才有力气说。我们现在都不忙，有很多时间可以听你说，你别着急。"我递给她一份饺子。

春枝一口塞进一个大饺子："还真有点饿，饺子真好吃，是我们北方的味儿。"她脸上浮现出满足、幸福的笑容。

"我要创业。"春枝一口气喝了半杯柠檬水后，又往嘴里塞了一个饺子，接着她把创业计划书甩在桌面上。

我还是第一次看到手写版的创业计划书，上面有红字、黑字，有圆圈、其他图形，还有一串数字。坦白说，我没有看懂。但我可以肯定的是，这是她连夜赶工写出来。而大黑大概用了5分钟，看完了春枝的3页手写计划书。

"你要开店？大概10平方米的临街店铺？"大黑问。

心理学认为，男性和女性的思维还是存在一些差异的。例如，大黑可以通过这些零碎的图形和数字，自行排列组合，使它们具有逻辑性。而我更关注文字部分。事实上，春枝纸上的文字表述是比较散乱的，给我的感觉就是她想到哪里，就写到哪里。所以我无法连贯地阅读，理解不透。

"对，我要开店——我家小区街道上的临街小铺。"

"等等，春枝，你能具体给我讲一讲吗？"我拿出纸和笔准备记录，生怕漏掉春枝嘴里的重要信息。毕竟创业不是小事，她既然第一时间找我们商量，那我们就要认真地帮她分析利弊。

春枝从头到尾讲了一遍她的想法和计划。我承认，最开始看到她的手写计划书时，我产生了预判，以为春枝只是一时兴起才想要创业。

但听着她的讲述，我逐渐改变了看法。这家店铺的位置就在她家附近的街道上，这条街道挨着一个网红打卡景点。现任老板卖的是糖水甜品，生意比较稳定，春枝偶尔会去买糖水，顺便跟老板闲聊几句。据她观察，回头客占比不小，周边居民是常客，这就确保了店铺的基础收入。到了旅游旺季，店铺人流量会翻倍，她曾经连续几天在店铺旁边手动计算客流量，以此推算出大概的进账流水。所以，她纸上的那一串数字就是测算盈亏的数据。

不久前，现任老板打算回老家，准备低价转让店铺。春枝得知这个消息时还在老家。她跟家人讲了想盘下这个店铺的想法后，她爸爸当场就表态支持，对她说："丫头，你早就该为自己考虑了，陪伴孩子成长确实很重要，可你自己有份工作，有点收入也非常重要。所以，不管你做什么，爸爸都支持你。"

第二天，春枝爸爸把一张存折递到她手里，叮嘱她一定要收好，并对春枝说："这张存折里只有 5 万元，你别嫌少。这是给你压箱底的钱，不到万不得已，你不许拿出来。你手里必须得有点钱，以备不时之需。有人指望是好事，如果没人指望，咱就得靠自己。"

春枝没有推脱，她知道，这张存折里的每一分钱，都是父母省吃俭用存下来的。对于他们来说，这张存折里装的不是钱，是这些年来对远嫁女儿的日夜牵挂。如果她不肯收下，只会让远在千里之外的父母更担心，所以她会守护好这张存折，守护好父母这份不图回报的爱。

那天的春枝，拿出纸笔写写画画，向爸爸说着她的创业想法。她就像一位高中生苦思冥想后忽然理解了一道数学题的解法，迫不及待地和老师分享解题思路一样。

春枝讲完了，轮到爸爸上场。爸爸从她手里拿过笔，一边表达自己的想法和构思，一边修改春枝的文字。原来那些修修改改的字是春枝的爸爸写的。看来那份手写的创业计划书是父女齐心、携手完成的。

我又仔细看了一遍计划书，春枝爸爸最初是在街边摆摊的，到如今开了两家规模中等的饭店，他用自己在这个行业积累了 20 多年的经验，把春枝未来店铺的产品定位做了新的规划。不得不说，老爷子的思路不输年轻人，或许，这也为春枝的创业增加了底气。

没有人知道春枝的创业到底能不能成功。但我很肯定，这个创业计划不是她感性地拍拍脑门想出来的。或许，她的内心早就预见了会有这么一天：有自己的一间小店铺，做着自己擅长又喜欢的事情。

2

春枝打开手机相册，快速划到一张照片，递给我和大黑："你看，我在填这张'自我找寻卡'的时候，认真地思考过我擅长什么。可能是因为从小耳濡目染，我对做食物特别感兴趣，也很擅长，只要吃过一次的菜，我就能复刻出来。我家孩子开始吃辅食时，我就摸索自学各种烘焙美食。我还上过烘焙班，这是证书。你们看，照片上这些都是我做的美食。"

"看啥呢？给我看看。"三三提着一盒蛋糕向我们走来。

"春枝，向你介绍下，这是三三，我们的大领导，咖啡馆的掌舵人。"大黑对春枝说。

"你好，三三，我是春枝，我正在给他们看我做过的烘焙美食的照片。"

三三提着蛋糕挤到春枝身旁，眼神扎进了春枝正在滑动的照片中。

"这个巧克力爆浆蛋糕是你做的？这个杏仁咸奶油老蛋糕也是你做的？"三三是个"甜品控"，而且是那种不长肉的"甜品控"。她说过，没有什么烦恼是一块蛋糕不能解决的，如果不能，那就两块。

"其实照片中的这些蛋糕甜品，我都可以在家做好，然后带过来给你们试吃。大家也给我提提意见，你们愿意吗？"

"非常愿意，这件事就这么定了，我替他们做主了，试吃大会越快越好。"三三像中了彩票一样惊喜又开心地回应着。

"在试吃大会开始之前，请先享用三三女士手里的蛋糕吧。"我打开三三手里的蛋糕，看了那么多的美食照片，肚子里的馋虫早就爬出来了。

3

"大黑，你可以教我做咖啡吗？居住在那条街道的年轻人有很多，地铁口就在附近，我在想这些年轻人早上出门上班的时候，或许更愿意买一杯咖啡。这样，我的店铺从早上就有进账了。"

"我教你做咖啡可是要收学费的。所以你得用你做的甜品来抵扣学费。"

从那天起，连续一周，我们都在试吃。而大黑除了试吃，还成了春枝的师傅，教学内容从咖啡豆的产区扩展到咖啡液的萃取，一个人教得仔细，一个人学得认真。而我、三三还有屈，一边愉快满足地吃着美食，一边用手机记录下春枝为我们讲解每一款甜品及其学习制作咖啡的样子。

在第七天试吃结束的时候，三三突然对大黑说："我决定在吧台加一个位置摆放蛋糕。我们的咖啡店要成为春枝的第一个客户，正式增设甜品区，甜品由春枝女士专供。对了，有大客户折扣吗？"

三三看向春枝，春枝惊喜之余连声应着："有，有，当然有。30 楼的咖啡馆永远享有 VIP 专属价。"

当天晚上，春枝给云树洞发来一条信息："芳妮，谢谢你。谢谢你们。"

我回复道："你最该感谢的是自己。别忘了，也要奖励下自己。"

春枝为了做甜品给我们试吃，连续几天，每晚的睡眠时间不足 5 个小时。她说，爸爸为了支持她创业，做了两件事：第一件事是他将其中一家饭店转让了，以便手里有更多现金支持她；第二件事是减少自己的工作，让她把两个孩子暂时留在老家，这样她可以安心地做店铺前期的筹备工作。

春枝说，这些天她不觉得困，也不觉得累。她觉得自己这些年就像一根蜡烛，以为燃烧自己就能温暖他人。然而，她不确定他人有没有被温暖，但她很确定，她快把自己耗尽了，也快把父母耗尽了。所以，她要把这些年浪费的时间、丢失的自我价值通通找回来，现在只能加班加点地干。亏欠自己的，都需要偿还。

那些深夜，窗外的霓虹灯就是春枝的观众，看着她在烤箱和面粉间舞动。

春枝说："原来做自己擅长又喜欢的事情就像吃了一颗糖，那股甜味儿会一丝丝地从舌尖飘进大脑，然后大脑会发出一个信号，这个信号会遍布全身，让自己感到心安和踏实。"

说起糖，我想起包里还有春枝给我闺女做的巧克力牛轧糖。

"闺女，春枝阿姨送了你一袋糖。"

"妈妈，你说这糖甜吗？"闺女从袋子里挑出一颗，放在鼻子边闻了闻。

"我不知道，所以我决定吃一颗，尝一尝它甜不甜。"

"妈妈，可是你刚刚刷过牙。"

"我可以吃完后再去刷一次。"

我剥开糖纸，浓郁的透着一丝巧克力味儿的奶香气袭来，在我将要把整块糖放进嘴里的那一刻，我听到闺女咽口水的声音。

"闺女，张嘴，啊……"

闺女迅速张嘴，我完美投喂。

"妈妈，很甜，这颗糖的确是甜的。"

"甜吧，你吃完赶紧再去刷一次牙。"

我给春枝发信息:"糖已转送闺女,替她向你说一声谢谢。"

春枝回复:"我是第一次做,也不知道做得好不好吃。"

我从袋子里又挑出一颗糖,这次直接把它放进自己的嘴里,的确是甜的。

我回复春枝:"好吃,甜而不腻。对了,下次别忘了留一颗糖给自己。"

相关研究表明:当人体摄入甜食时,其中的糖分能刺激大脑释放多巴胺,让人获得快乐感和愉悦感。

所以,我会在包里为自己留下一颗糖。生活到底有多苦?我不知道,但我清楚糖有多甜,如果生活是无法把控的,那么吃糖这件事,我能自己做主。

4

试吃结束后,春枝签订了转让合同,她有了自己的店铺。那天是她学习制作咖啡的第 16 天。大黑做了一个决定,把当天30 楼咖啡馆的咖啡都交给春枝制作,大黑负责把关。那晚,咖啡馆打烊后,春枝说想和我聊聊。

"芳妮,以前我以为爱自己,就是为自己花钱,给自己买吃的和穿的。我也这么做过,但并没有感受到爱,也没有变得快乐，反而越来越麻木。我不爱打扮，也不爱出门了。"

"你继续说，我在听。"

她说："我填了'自我找寻卡'之后，好像看见自己了——一个活生生的人，有优点，有不足，有擅长做的事，有喜欢做的事，有讨厌的人，有讨厌做的事。为了研究带小孩，我培养了读书的习惯，我以前是最不喜欢读书的。我渐渐地感到不那么迷茫了，觉得眼前出现了虽然不完美，却鲜活又独一无二的自己。"

她又说："那时候我隐约觉得内心有了些力量，我也在想，也许爱上自己就是了解和接纳自己。我爸爸生病这件事让我意识到我必须勇敢地面对自己，面对自己的生活，不能再逃避了。"

我说："是的，那夜的哭泣让你真正醒过来了，你也明白了，逃避不能解决问题。毕竟，我们不能一直跟生活玩躲猫猫的游戏。我还记得那天你把'自我找寻卡'递给我时眼神是坚定又有力量的。"

春枝接着说："之前我像一个一直被怪兽追赶的小孩，我一直逃，它一直追，最后我被逼到了一个死胡同，我发现自己无处可逃。但我的父母老了，孩子又小，作为女儿和母亲的责任，都是我逃不过去的，逃避只能进入死胡同。所以，我只能转身，直面怪兽，我得为了自己和自己爱的人跟它搏斗。于是，我决定逼自己一把。我很清楚我现在的情况是很难找到一个时间匹配的工作的，毕竟孩子还需要我投入精力去照顾。开店时间相对自由，我需要收入，需要接触社会，需要不断地成长。当然，我也会遇到很多困难，甚至会投资失败，就像我的爱情一样，付出全部，但收效甚微，但那又怎么样呢？只要我愿意，我终究能一次次站起来。所以，真正的爱自己是不惧前行，发挥自己的长处，做自己喜欢的事，再加上对自己有要求和期待，一步步努力，不逃避，不退缩，让自己不断地变好、变强，对吗？"

"对。"

这次眼眶湿润的不是春枝，而是我。

春枝走过来，拥抱我，她轻轻拍着我的后背说："我会越来越好的，我得先爱上自己，才能更好地去爱我爱的人。还有，我也在背包里为自己留了一颗糖。"

不到一个月的时间，春枝的店铺正式开业了。那天，我和大黑决定给她一个惊喜，要做她的第一波客人。早上 7 点，春枝店铺所在的街道远比我想象中的热闹，我看着来来往往的人群，他们仿佛用 1.5 倍速从我身旁经过。我忽然明白，人生的意义或许就是为了生活一直前行，不辜负每一分时光。

春枝推开木门的那一刻，我用专门为她开业准备的捧花挡住自己的脸，模仿男声说："两杯热拿铁，谢谢。"

春枝也模仿男声说："今日开业有优惠，请支付 30 元。"之后，她接过捧花，把插在花束里的信封装进背包。

她说："我要回家慢慢品读芳妮信里的内容。"

那天，空中飘着稀疏的雨滴，让南方的冬天浸泡在湿寒中。虽然零度的天气把我的手指冻得紫红，但一杯咖啡给了我一份恰到好处的温暖。

也是在那一天，我第一次见到春枝口中的那个他。是的，她的爱人也成了她的客人，他接过咖啡时说了一句："好好干。"

致：蜡烛女士的一封信

亲爱的蜡烛女士：

之前，我的书桌上摆放着一根香薰蜡烛。透明磨砂质地的玻璃杯里装着乳白色的蜡烛。我习惯在早上5：30点燃香薰蜡烛，烛光温柔地摇曳着，在屋内映照出柔和而静谧的光影，空气中弥漫着沁人心脾的栀子花香。

然而，美好是短暂的，蜡烛很快就燃尽了，盛蜡烛的玻璃杯就显得有些多余，于是它也被送进垃圾箱，取而代之的是一盏只要充电就能照明的床前灯。

我承认，我记得早上5：30的烛光，也记得那股栀子花香，但我也仅仅是记得罢了。如果说蜡烛的价值是燃烧自我并照亮他人，那么它注定是稍纵即逝的。

春枝女士，你把自己比作蜡烛，在你的家庭中你一直在自我燃烧着，你是伟大、善良、温暖的。但你还需要一些智慧，这样你才可以成为不被耗尽的蜡烛。

这种智慧是要学会补给。给予和付出是美好的，但长时间的输出也会让人感到疲惫，直到自我耗尽。请找到自己的补给站。它可能是一次旅行、一次与朋友和家人的聚会，也可能是你用心经营的店铺。它们都能滋养你的内心，为你赋能，只有这样，你才能持续燃烧。

这种智慧是学会自我关爱，像对待珍爱的花朵一样对待自己，每天给自己一个微笑和一个温暖的拥抱。别忘了，你在照亮他人的同时，也要用自我关爱照亮自己的每一个角落。

这种智慧是自我照顾，认真吃饭，好好睡觉，身体才是根基，没有它的支持，人就会陷入有心无力的状态。

这种智慧是自我提升，每个人都需要持续的学习和成长。无论是读书、上课，还是与同频人的交流，都是让自己更加丰盈的途径。不断完善自己会让你的光芒更加持久，更加璀璨耀眼。

最后，愿美丽的蜡烛女士勇敢前行！著名的女作家弗吉尼亚·伍尔夫说过一句话：女人要有一间属于自己的小屋，一笔属于自己的薪金。

你的店铺就是你的小屋，你努力经营后也会拥有自己的薪金，而这些都是你能把控的自我价值，不要一味用燃烧和付出换取不可控的价值。

最重要的是，你不是一个人在奋斗，身后还有亲人和朋友。你是他们的蜡烛，然而，他们也会在某个时刻为你照亮前方的道路。

一切顺利。

一直都在的芳妮

（在给春枝的信里，我写下了这些话。）

本章小结

阅读完前面的文字，你已经感受到了爱上自己的神奇之处。

你会发现，爱上自己的春枝发生了变化，最开始的春枝一直向外寻求答案，她是否被丈夫爱着？她的付出能否得到丈夫的认可？在向外寻求的过程中，她四处碰壁，求而不得，逐步陷入自我迷失和自我消耗中。她在抱怨和失望中变得麻木，她开始逃避改变，逃避自我，企图用逃避来保护自己，她误认为，逃避就会安全。然而生活总会出现变故，父亲病了。她无法再逃避了，她知道要站起来，走一段自己没走过的路。

恰逢其时，她开始打开心扉，向自己内心探寻答案——如何关爱自己及如何让自己变强大的答案。她找到了，这份答案给了她力量，成了她敢于挑战自我的动力。

或许，你就是春枝；或许，你是蜡烛女士；或许，你是周艳；或许，你也正在向内探寻如何爱上自己。

接下来，我会清晰地写出爱上自己的步骤，爱自己是一种能力，请你刻意加以练习。余生，请好好珍爱这个世界上独一无二的自己。

第一步：了解自己。

你可以使用前文提到的工具——自我找寻卡。它可以让你全面又清晰地以旁观者的视角了解自己。

第二步：接纳自己。

你肯定不完美，但你注定是唯一的。接纳自己的短板（短板是无法改变的存在，如身高、肤色等），发挥自己的长处，让它成为优势。

第三步：照顾自己。

你的每一次熬夜和每一次暴食，都会对身体造成伤害。你亏欠了身体，就需要偿还。从现在起，做对身体好的事情，吃饭和睡觉都是人生大事，请认真对待。

第四步：完善自己。

爱自己不光是舍得为自己花钱，也不是一直只做自己想做的事，更不是让自己一直停留在舒适圈。

爱自己和爱他人从本质上说是一回事。你很爱你的孩子，所以，你总是对他有期待，你期待他能不断地自我提升和突破，你会向他提出要求，你会给他下达目标，这一切不过是因为你爱他，你希望他越来越好。

那么你爱自己时，也要希望自己越来越好。你要对自己有期待，给自己制定目标，随着一个一个小目标的实现，你的自我价值感会提升，你的自我认同感也会提升，你可以进行自我滋养，你不再依赖外界的补给。你看，因为爱自己，你会持续地进行自我完善，你确实越来越好了，也因为你越来越好了，你就会越来越爱前进中的自己。

自爱练习

第一，完成"自我找寻卡"。

（1）你的年龄是多少？

（2）你的身高是多少？

（3）你的体重是多少？

（4）你喜欢什么颜色？

（5）你讨厌什么颜色？

（6）你喜欢哪种口味的食物？

（7）你讨厌哪种口味的食物？

（8）你最喜欢自己身体的哪个部分？

（9）你最不喜欢自己身体的哪个部分？

（10）你最喜欢自己性格中的哪个部分？

（11）你最不喜欢自己性格中的哪个部分？

（12）你有什么好习惯？

（13）你有什么不良习惯？

（14）生活中，你喜欢做什么事情？

（15）生活中，你讨厌做什么事情？

（16）你擅长做什么事情？

（17）你不擅长做什么事情？

（18）你身边有没有你喜欢、愿意交流的人？

（19）你身边有没有你讨厌、不想看见的人？

（20）你喜欢读什么类型的书？

（21）你喜欢做什么类型的运动？

（22）你喜欢哪个城市？为什么？

除了这 22 个问题，你还可以继续补充。通过这些问题，你可以弄清楚"我是谁"。

爱上自己的基础是了解自己，对自己越了解的人，自我改变的动机越强，越敢于进行自我完善和突破，会让自己越来越好，自爱力也随之提升。

第二，15 分钟自我对话练习。

（1）每天花 15 分钟与自己在一起。

（2）跟自己对话。（难过时，请对自己说安慰的话；挫败时，请对自己说鼓励的话；开心时，请跟着自己享受快乐。）

（3）自我对话结束后，快速记录自己的感受。

很有意思的一件事是我们在工作和家庭中，每天会花大量的时间与他人沟通、聊天、讨论，甚至争吵，但我们很少与自己对话。所以，每天花 15 分钟时间，以对话的形式与自己进行联结，能加深我们对自己的了解。

第三，"但是"日记练习。

（1）写明事件。

（2）写出事件中自己的不足或问题所在。

（3）以"但是"开头，写明自己可改进的地方。

示例如下。

（1）事件：关于孩子上兴趣班的事情，我跟爱人产生分歧，导致争吵。

（2）我的不足或问题：我太着急了，就希望爱人跟我达成一致，让孩子做更多尝试，所以沟通中缺乏耐心，最终导致以吵架收场。

（3）但是，我可以去学习沟通技巧。当我们与他人的观点有分歧时，"该如何有效沟通"这个技巧是可以通过学习获得的，这样就可以减少类似的争吵。

前文提过，我们在不断的自我完善中可以提升自我认同感和自我价值感，这样就能促进爱自己的能力的提升。"但是"日记的作用是正视自己的不足，引导自己关注可改进的地方，让自己积极地面对挫败，并敢于突破自我，不断完善自我。

第四，撰写成长手册。

（1）时长。

（2）取得的成就。

（3）给自己的评分（0～100分）。

（4）给自己的奖励。

示例如下。

（1）时长：21天。

（2）取得的成就：完成了21天早起晨读打卡。

（3）给自己的评分：98分。

（4）给自己的奖励：允许自己吃一块巧克力千层蛋糕。

自己的每一次进步和突破都需要被认真记录，这些成就都应该对应相关的奖励，这是我们的成长手册。每当我们开始自我怀疑或自我否定时，就打开这本手册，我们会清楚地看见一个努力又厉害的自己。成长手册可以为我们的人生赋能，给我们增加一份继续前进的动力。

以下是在生活中能够提升爱自己的能力的12件小事。

（1）保持良好的作息习惯，早睡早起，保证足够的休息时间，让自己每天都精力充沛。

（2）定期复盘，找到自己的不足，查漏补缺，不断完善自我。

（3）每周为自己或家人做一顿美味的饭菜，从买菜到烹饪都亲力亲为，感受人间烟火。

（4）选择一项自己喜欢的运动，并定期进行，坚持下去。

（5）定期与朋友聚会。

（6）学会说"不"，保护自己的时间和精力，不做超出自己能力范围的事情。

（7）学习冥想或深呼吸的技巧，更好地处理压力和情绪，让内心平静稳定。

（8）定期存钱。储蓄能应急，也能增加自己的安全感。

（9）定期出游。出游不一定是远行，在家附近的小公园坐一坐也是一个不错的选择。只要靠近大自然，你就能被治愈。

（10）学习小技能，如摄影、书法、插画和写作等。这些技能或许还能为你带来经济收入，帮你提升自我价值。

（11）请重视自己的外表。女性可以尝试简单清爽的妆容，尝试更换发型，还可以尝试不同的穿搭风格等。

（12）尝试亲手种植一些小植物，通过观察和照顾它们的成长，感受生命的力量。

我配得美好，
所以我要更好

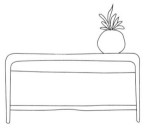

戳破"假努力"的泡沫

要想得到你想要的东西，最可靠的办法是尽力让你自己配得上它。

——查理·芒格（Charlie Munger）

"你不是真的努力，你只是在扮演努力。"三三一只手叉在腰间，一只手拿着手机，在吧台边来回走动，对着手机那头嚷嚷。

"我的耐心已经用完了，不能再跟你继续沟通了。你如果还是不明白，那你到咖啡馆来，我让芳妮跟你聊。"挂掉电话后，三三无奈地摇摇头。

"美莹？"

"是的，昨天她领导找她谈话，说公司这波裁员的名单中有她。"

美莹是三三的表姐。她今年40岁，孩子12岁。原本我们应该叫她一声美莹姐，但她说大家只相差一两岁，没必要把姐字挂在嘴边。

美莹来到咖啡馆，刚坐下，三三又开始嚷嚷："张美莹，你都40岁了，能不能成熟点？你要被裁是板上钉钉的事情，你可以有情绪，但不应该一直问我为什么。为什么要裁掉你？答案不明显吗？公司觉得你没有价值，留着你养老吗？"

其实三三特意为美莹准备了一块蛋糕，但三三说话的语气透着一股烦躁味儿，听着刺耳。

"好了，你别说了。美莹，先吃点蛋糕，心情不好的时候适当吃点甜食，能获得一些多巴胺带来的快乐。"

我示意三三，让她安静。毕竟在40岁这个不上不下的年龄面临裁员风波，她的心里就像调料罐被打翻了，不是滋味。

"芳妮，我觉得憋屈。这些年，我在公司没有功劳也有苦劳，勤勤恳恳，尽力完成领导安排的工作，也没有动过抢别人职位的心思，只想把自己的事情做好，不得罪同事，不得罪领导。这次我们部门就裁一个人，那就是我，我想不通，真的想不通。"

"我再说一遍，你不是真的在努力，你只是在扮演努力。"三三这急脾气，张口就来，根本不给我讲话的机会。

"我怎么扮演努力了？你知道什么？你是我领导吗？你看见过我的努力吗？该加的班我加了，该做的方案我做了，哪样我落下了？我回家还要陪孩子，要盯着他写作业，要拖地、洗衣服、做饭，每天都是从醒来忙到闭眼，我怎么就不努力了？"

"你的职位晋升过吗？近三年来，你涨过工资吗？孩子天天被你盯着，成绩上去了吗？从你结婚到现在，你的厨艺提升过吗？你只要做饭，就是拍黄瓜、炒鸡蛋、排骨汤，能不能创新下菜品？你一天天忙忙叨叨、毛毛躁躁的，有没有想过是自己的时间管理有问题？没有产生效益的忙碌就是无效忙碌，是一种'假努力'。你只是不敢停下来，每天忙前忙后是因为要向众人展示，你是努力的张美莹。"

"张美莹，这些年，你不过是在原地打转，一圈又一圈，把自己转得晕头转向。我承认，你很辛苦地转圈圈，但这不能叫努力。真正的努力是设法破圈，跨越，让自己上一个台阶。"

明眼人都看出来了，三三不过是恨铁不成钢。只有美莹不明白，开启了新一轮的反驳。

"三三，你懂什么？你不成家，没有孩子，你怎么会懂我们的压力？我要像你这样，单身一个人，无牵无挂，我也能做到更高的职位。"

"张美莹，你别忘了，当年你说自己在家带孩子是大材小用，你要重返职场拼事业，我才托关系给你安排了这份工作。结果，你除了完成这个岗位的基础工作，还做了什么让领导认可的工作吗？现在好了，工作没了，孩子的学习和生活习惯也是一塌糊涂，你还不反思？你还觉得是领导有眼不识泰山吗？"

"是，我最糟糕，你最厉害。我在家被老公指责，孩子跟我顶嘴，在公司挨领导的批评，到这里还要被你教训。"

美莹哭了，三三也安静了，这场争论结束了。

大黑给美莹做了一杯加冰的花果茶，美莹一口气喝了大半杯。果然是姐妹俩，三三情绪上来的时候也喜欢大口喝水，而且也一定要喝冰水。每次喝完后，三三的负面情绪能减少一半。

人们在心烦气躁时适合用冷饮浇愁。喝冰水产生的清凉感在一定程度上能给人们带来一种心理上的舒适感和放松感，有助于缓解由于交感神经系统被激活后出现的心率加快、呼吸急促等生理反应。

"三三，我想跟芳妮单独聊聊。"美莹用手迅速擦干眼泪。

三三把桌子上的蛋糕推向美莹，说："你没吃午饭吧，吃点蛋糕，吃饱了才有力气爬起来。"

看到美莹吃了几口蛋糕，三三才放心地起身离开。

"芳妮，我真的是她说的那样，在假努力吗？"

我犹豫过，但最终，还是决定实话实说。

"是的，至少在工作上，你是在假努力。"

据我所知，美莹在这家公司干了快七年了，职位没有变过，并且最近三年都没有涨薪，这说明她在工作上确实没增值。

但美莹说的也没错，大部分时候，她都能做到按时上下班，也能完成领导安排的工作。准确地说，在美莹眼中，这些不是工作，是任务，只要做完就算交差了。

她经常在上班的时候在我、三三和她的三人群里说领导是个挑剔的人，自己提交的东西经常被挑出无数的毛病，甚至被退回返工。但美莹又说，这不是她的问题，只怪运气不好，遇到一个吹毛求疵的领导。所以，从这件事情上，我们能看出美莹没有主动思考过领导的需求和偏好，并以此为目标来优化她的工作方式。可想而知，领导对她的满意度不会高。

那什么是假努力？

假努力是指表面上看起来很努力，但实际上并没有投入真正的精力、时间和专注力，只是做了一些表面功夫，没有实际的效果或进步。这种努力往往是为了让自己或他人看到一种"我在努力"的假象，但它是一种被动、敷衍、形式主义的努力。因为在这个过程中，人们缺乏主动的思考、有效的专注和具体的目标，更没有创新和突破。

例如，在学习中，有的学生在上课时表现得非常忙碌，不停地抄写笔记，但实际上并没有认真听讲和理解老师讲授的内容。他还会花费很多时间整理笔记，把知识点和细节都记录下来，之后却很少回顾和理解这些内容。这样的笔记虽然做得漂亮，但对学习并没有真正的帮助。这样的努力只是形式上的努力，没有实质性的学习效果。

再如，在工作中，有些员工可能会不停地忙碌，但做的事情并不都是对工作有益的。他们可能会陷入无意义的忙碌中，如反复点开邮箱检查电子邮件，反复挑选 PPT 模版，浏览与工作无关的网站，在微信上一边聊天、一边工作。有的人脑袋里有很多想法和计划，但不在具体工作中实施。有的人虽然能按部就班地完成领导安排的工作，但不会主动思考，没有考虑过如何让工作结果超出领导的想象，为公司提供更大的价值。所以，这些员工每天看起来很忙碌，但实际的工作效果并不显著。

又如，在家庭生活中，有些家长看起来特别关注孩子的学习，当孩子学习和写作业时，他们会在旁边坐着，实际上却在玩手机或处理其他事务，没有真正地与孩子互动和沟通。这种陪伴只流于形式，缺乏真正的关注和交流。

确实，美莹常常一边陪孩子写作业，一边在我们的三人群里数落孩子种种拖拉和磨蹭的行为，她没有真正沉下心来想办法提升孩子写作业的效率。这些年，虽然她在陪孩子写作业，但孩子依旧写得慢，错得多，成绩也没提上去。

假努力的人还会有忙碌"上瘾症"。忙碌"上瘾症"就是每天让自己陷入一种忙碌的状态中，不敢让自己停下来，严重时都不能安心休假，即使在假期也会把时间安排得很紧凑。他们还会把自己的生活自动设定为加速模式，讲话很快，做事看起来很麻利但没有用心。他们每天都要把自己丢进一个忙碌的漩涡里，让自己不停地转动，这样他们内心反而觉得踏实，不会焦虑。

美莹听完我的讲解后想辩解，但她脑海里的词语好像跟不上，所以，虽然她的表情透露出不服气，但嘴上没有回应。

那天的聊天没有再继续下去。我再见到美莹已经是五天后了，她那天在咖啡馆连喝了两杯咖啡，吃了两块蛋糕后才开口，让我跟她聊聊。

"芳妮，我问我领导了，为什么要裁掉我？我到底哪里做得不好？结果我的领导反问我，他让我说说自己哪里做得好。"

"那你怎么说？"

"我说，我任劳任怨地完成你给的任务。"

"然后呢？"

"然后领导不高兴地说，这是工作，不是任务。"

后来，在美莹离开领导办公室后，领导发来这样一条信息：美莹，据我观察，你每天的忙碌是因为这些年你都没有提升和优化你的工作方式，所以你效率低下。面对同样的工作，别人只需要三个小时，而你却需要五个小时。每一次讨论项目时，你都没有真正深入地思考，只是随大流地附和。职场更多时候关注的是结果，你的结果没有比他人出色，你的位置就会被他人取代。美莹，你是一个辛苦的人，但你不是一个真正努力的人，愿你在下一份工作中会有所突破。

"芳妮，我今天才发现，我的工作只需要一天就能交接完，原来我手里的工作真的很少，而我之前却觉得每天都有干不完的活。也许你们说的都对，我只是披着假努力的外套，扮演着努力。"

40岁的美莹被我们戳破了假努力的泡沫。我想她应该很难过，很迷茫，很无措。

也是在那一天，她的职场生涯暂时告一个段落。她说近期不打算找工作了，在没有想清楚和做好规划之前，她选择在家陪伴孩子。

我的价值，
由谁来定

1

星期一早上，我正在给一家公司的员工做抗压培训。手机屏不停地闪烁，等我下课后，看到 12 条手机信息，发信息的人是美莹。

"芳妮，我很想和你聊聊，我已经到咖啡馆了。"

"芳妮，咖啡馆几点开门？都 8 点半了，怎么一个人都没有来？"

"这几天，我在家总感觉心慌，我今天一定要和你好好聊聊。"

"芳妮？在吗？在吗？"

"芳妮，屈来了，我好想喝咖啡，大黑几点过来呀？"

"芳妮，我很着急，你看见信息一定要回复。"

"芳妮，大黑来了，我有咖啡喝了，我去你办公室拿了一本书，我好像好几年没认真看完一本书了。"

"芳妮，你是在忙吗，还是没看见信息？你总不会是不想回复我吧？"

……

"美莹，我在过来的路上，20 分钟后到，等我。"

其实美莹之前不常来咖啡馆，她几乎只在公司和家中间穿梭。用她的话说，她的心思都在家庭和工作上，可是家里孩子不听她的话，成绩一塌糊涂，她的爱人平时寡言少语，遇事就着急，不管家务，也不问孩子的学习情况。

那天，她假努力的泡沫被戳破了，就像皮肤上的水泡被扎破，一直流出脓水。她很不舒服，总要处理，所以才会这么着急想见我。

我到咖啡馆时，看见美莹趴在离门最远、靠近墙角的桌子上。桌角的位置放了两本关于育儿的书、一张空白的 A4 纸和三三送我的钢笔。

我走进才发现，她睡着了。但她的眉头依然紧锁，嘴角没有自然放松的弧度，而是微微向下撇着，即使在梦中她的表情也依旧是忧虑和不满的。

我弯腰压低身子，放慢脚步，蹑手蹑脚地准备离开。

"芳妮，你来了。"

美莹瞬间起身坐直，眼皮半耷，眼神游离，黑眼圈和眼袋刻在颧骨上方。咖啡杯已空，只剩杯壁上晕染出的干涸的咖啡色纹理。

"芳妮，能让大黑再给我一杯咖啡吗？一杯好像不能解困，我脑袋里像顶了一片厚重的云，它压得我迷迷糊糊的。"

"昨晚没睡好啊？"

"可能是离职后不习惯吧，我白天很困，但到了晚上，一沾床就清醒。我的脑袋里像装了一个自动播放器，播放各种零碎的画面，一会儿是在菜市场挑鸡蛋的画面，马上又跳转到我逛招聘网站的画面，一会儿又切换成孩子写作业时我发脾气撕作业本的画面。"

我看着美莹的倦容，心想她估计从办完离职后就没有睡过好觉。

她又说："我原来也会因为孩子的问题感到不安，经常胡思乱想，但两三天就好了。这次已经过去一周了，我每天都有种头顶千斤重的疲惫感。脏衣筐里堆满了衣服，我连把它们放进洗衣机这么简单的事情都懒得做，原来我是一个这么懒惰的人，所以我带不好孩子，老公也像家里的外人，冷眼旁观，不帮我分担家务。我是一个很失败的人，40岁，无论是孩子的教育，还是夫妻关系和工作，我什么都没做好。芳妮，我很失败，对吗？"

讲出这段话时，美莹的眼眶和鼻头晕出一抹淡红，这是由被家人忽视的委屈和被现实撕裂的破碎糅杂出的一抹淡红。

现在的美莹满眼都是自己的不足。她觉得自己付出很多，却收获甚微。一个从来没有想过跳槽的员工，反倒成了部门里第一个被抛弃的人。不管是在自我发展和收入方面，还是在个人颜面方面，她此时一定会陷入"我不行，我最糟糕"的认知中。

心理学上把这种认知称为"以偏概全认知"。以偏概全认知是指对自己和他人有不合理的评价，用某一件事或几件事来评价自己或他人的整体价值。

此时的美莹就是用孩子的成绩、老公的态度和失业这几件事给自己打了最低分。这显然是一种不理性的认知，因为她的孩子除了成绩不好，一定会有其他的优点。她能跟老公过这么多年，老公肯定也看到她有优点。失业更不能说明她就是最糟糕的。所以，有这种认知的美莹就像在考试时（10 道题，满分100 分）错了前 3 道题，扣了 30 分，她就给这次考试打了 0 分，并觉得自己是最笨和最失败的人。

当她有这种认知时，仅靠安慰或讲道理是无法让她从不合理认知所产生的情绪中走出来的。此时的聊天需要一些"战术"，我会采用"顺事（势）而为"的"战术"。

"嗯，听起来是挺失败的。"

"对，我现在就是觉得自己很失败，你能懂我真的太好了。但为什么三三总要说'不至于，你想太多了'呢？"

"很显然，你不是想得太多，而是想得太少。"

"你这话是什么意思？我被各种画面挤破了脑袋，怎么还是想得太少？"美莹疑惑地盯着我。

"虽然你脑袋里冒出来很多画面，但你仔细想想，这些画面都是你不擅长的事情、你做不到的事情、你搞砸的事情。例如，你不擅长做饭，脑袋里就出现了在菜市场挑鸡蛋的画面；你做不到立刻回归职场，脑袋里就出现了逛招聘网站的画面；孩子发脾气撕作业本时，你不会责怪孩子，但你会认为自己把教育孩子这件事搞砸了，才让孩子变成这个样子。所以当这些画面叠加起来时，你就会给自己下一个结论，我是一个失败的人，我很糟糕。"

美莹无意识地拿起手边的咖啡杯送往嘴边。她缓缓抬高咖啡杯，头往后仰，当把头仰到不能再仰时，她才把杯子从嘴边拿开，埋头盯住杯底。忽而，她斜着头，眼睛一亮，笑着说："真的是这样，你梳理之后，我发现确实每一个画面都让我感到挫败。"

"所以，你的生活难道只有这些画面吗？"这次换我斜着头，笑着问她。

"那怎么可能？我肯定也有擅长的事情啊！比如我擅长收纳，你看我家那个橱柜被我收拾得井井有条，这你就不擅长吧？有没有羡慕我？"美莹轻挑眉毛，挑衅地问。

"我可不羡慕你，我只羡慕自己有你这样的朋友。既然你擅长收纳，就要抓住机会尽情发挥。我们约个时间吧，我家橱柜等着你来发挥。"

"美莹，要不择日不如撞日，你先把吧台收拾一下吧？"大黑端着一杯薰衣草花果茶走过来。

"你想得美，我今天是来跟芳妮聊天的。"

后来闲聊间，我发现美莹有些心不在焉，时不时瞟向吧台。

"顺事（势）而为"的聊天，就是顺着他人的感受聊，不反驳，不轻视，不否定，更不用着急说教。当一个人的感受被看见和理解之后，她就会接收到一股力量，我把这称为"被接纳的力量"。而这股力量可以让人开始思考，人一旦开始思考，才有可能改变。

美莹绝对是个"行动派"。

因为第二天吃过午饭后，我看见她抱着一个大纸箱走进咖啡馆，里面装满了各种收纳器具。她大喊着："大黑，来帮我一下。屈，给我找围裙和抹布。"她盯着吧台说："等我来'收拾'你，开干！"

整整三个小时，我、屈和大黑连做副手的机会都没有。美莹就像一个有魔法的小仙女，把玩着手里的收纳器具，围裙是她的魔法袍。她自信地在吧台、操作台和杂物室之间施展她的魔法。

结果让我们三个人伫立惊叹。之前我们只是听说美莹擅长收纳，而眼见为实的震撼让我们所有人都忘了夸赞她。我们只听见屈连说三句："辛苦了，辛苦了，辛苦了。"

"不辛苦啊！我觉得今天收纳得很过瘾。我很难形容现在的感受。开心？享受？不对，是舒坦和满足。"美莹望着自己的战果，嘴角上扬，眼角都笑出了鱼尾纹。

那一刻，我们三个人围着美莹，她像一个站在舞台中央的表演者，正一闪一闪发着光。

大黑给美莹独家制作了一壶花果茶，屈把它命名为"美美茶"，寓意"美莹的茶"。

美莹倒了一杯茶，兴奋地说："芳妮，你知道吗？昨天我跟你聊完，脑袋里的乌云散了，我觉得很轻松，就开始合计吧台收纳的事。而且昨晚10点多我就睡着了，一觉睡到天亮，今天起来我觉得神清气爽，充满干劲。"

"昨天是失败的美莹，今天是生龙活虎的美莹，来，为今天的美莹干杯。"我也趁机尝了一杯"美美茶"。

"哇……好喝。"我和美莹异口同声地说。

我赶紧叫屈尝一杯，屈喝完说："这款茶很上头啊，前调微酸，后调回甘，味道既有层次又均衡，这可是托美莹的福啊，我们黑大师可好久没有推出新品了。"

大黑略带羞涩地说："确实很久没推出新品了，今晚我请客，主要是为了感谢美莹，我刚才去吧台和杂物间看过了，美莹的收纳能力不一般啊！美莹想吃啥尽管点，你们两个人就不用发言了，你们是顺带人员。"

"那我呢？"三三来了。

"你，也是顺带的。"

三三甩给大黑一个白眼。我迫不及待地拉着三三去看美莹今天的收纳成果。

"可以啊张美莹，你真是收纳的一把好手啊！你别说，我以前还真没发现你有这个能力。以前我只是觉得你家很整洁、干干净净的。"

得到三三的肯定后，美莹笑得更甜。她递给三三一杯茶："快尝尝，大黑专门为我做的茶哦，屈取名为'美美茶'。"

"这茶真不错。大黑，你可以把它放进菜单了呀，名字就叫'美美茶'。"

"那是不是以后每卖出一杯'美美茶'，你们就会想到我。"美莹喜滋滋地问。

屈说："你错了，就算不卖茶，我们也会想到你。"

三三果然是个英明的领导，她决定把咖啡馆提前关门，我们开心地去吃饭。那晚，饭很香，笑声很多。

2

周六，我带着闺女在工作室加班做课件。

闺女说："妈妈，你做完以后，我帮你检查错别字吧。"

"好啊，好啊，你今天当我的课程小助理，专门负责挑错别字。"

后来，这位认真负责的课程"小助理"帮我挑出了三个错别字。

"妈妈，你得付我工资。"

"为什么？"

"因为我给你挑出了错别字，这样你去上课才不会被其他人笑话。你经常说一分耕耘一分收获，我耕耘了，要有收获啊。"

"那我得付你多少工资？"

"1 元。"

"多少？"

"1 元。"

"为什么是 1 元？不是 2 元和 3 元呢？"

"因为我也不知道挑错别字这个活儿值多少钱。"

"你用了 40 多分钟来挑错别字。如果没有你，我至少要花 40 分钟完成检查错别字的工作。所以，你帮我节省了 40 分钟的时间。在我看来，你的 40 分钟值 5 元，我决定给你 5 元工资。"

"妈妈，以后只要我能帮你节省时间，就有工资对吗？"

"对。你的价值就在于让我有更多时间去做别的事情，所以我要为你的价值付费，也就是支付你工资。"

闺女迷惑地看着我，没错，她没有听懂。

"妈妈，那我下次要做 80 分钟，我要 10 元，因为彩虹棒棒糖是 9.9 元一根。"

"我看行。"

那天下午，我的"小助理"拿着 5 元钱跟我去了咖啡馆，在路边的超市里买了吸吸果冻。她自豪地对着吧台的大黑和屈说："这是我自己挣钱买的。我妈说这是我的价值。"

那天，美莹也带着她儿子来了咖啡馆。两个孩子有了玩伴，我们也能安坐下来静静地聊聊天了。

美莹翻开菜单，"新品来了"四个字尤为突出，更吸睛的是"美美茶"三个字。

美莹用左手挡住惊讶的大嘴，瞪大的双眼像两颗圆圆的巧克力豆，折射出几丝甜蜜的光。

"这是以我的名字命名的茶，天呐，你们真的把它更新到菜单里了。原来三三不是随口说说的。"

"所以，今天你要点一壶吗？"我问。

"当然，今天就喝它，而且我请客。"

"芳妮，这种有一点满足、自豪、成就、踏实和喜悦的感觉，叫自我价值感吗？"

"我想，这就叫自我价值感。"

"我这几天总觉得，自己像一株被细雨滋养过的小草，势不可挡地要长高，心里好像被一股劲慢慢地填充着，没有那么空荡了。这是我从未有过的感受，我甚至觉得心里冒出一股勇气，想去改变自己，改变我的生活。"

阿德勒说："我只有在觉得自己有价值的时候才会鼓起勇气。"这句话源自心理学家岸见一郎的《像阿德勒一样思考和生活》一书。

人生如同壮阔无垠的草原，当我们鼓起勇气时，就可以随时出发、策马奔腾了。

"所以我一定要做点什么才会有价值感，对吗？可我不管是在家，还是在公司，都在付出啊。我觉得自己像一个农夫，辛勤耕耘，却颗粒无收。我的价值好像并没有被人看到，没人肯定我，更没人夸我。我还被公司无情地抛弃，这让我更加怀疑，自己就是个没有价值的人。"

"你还记得上次我们带孩子去参加跳蚤市场活动吗？两个孩子花了两天时间做了十个手工制品，结果一个也没有卖出去。孩子们也付出了呀，可是他们一分钱进账也没有，从经济层面来说，他们那天的付出的确没有价值。但从另一个层面来看，孩子们在做手工制品的过程中，磨炼了耐心、创造力和售卖时大声吆喝的勇气。这些对于孩子们来说也是一种收获。所以，从表面上看他们那天是零收入，但因为参加了这次活动，他们的内心产生了几分成就感。你看他们时常会自豪地讲述这段经历。而这些内心的收获就是孩子们内心的自我价值感。"

"所以，自我价值感是由两个部分组成的，一部分是肉眼可见的收入，另一部分是内心的收获吗？"美莹的眼神充满疑惑。

"我们可以把自我价值感分为两层来理解。一层是有形的自我价值感，它是一种具体化的体现。例如，你的房子、车、工资和其他收入等，都能直观地把你的付出以价值的形式体现出来。另一层是无形的自我价值感，它看不见、摸不着，是你内心的收获。例如，你获得了满足感、成就感和勇气。"

"我好像明白了。"美莹眉宇舒展，露出微笑，她说，"那天我收纳之后，你们夸赞我，还请我吃饭，那顿饭钱就可以看作有形的自我价值感。而我自己内心的那种满足、舒坦、觉得自己很棒的感觉，是无形的自我价值感。"

此刻，我解答了美莹的疑惑，我的内心也觉得满足，也觉得自己在这一瞬间很有价值。

3

春枝一直为我们的咖啡馆供应蛋糕，平时都是找人同城快送。今天，她居然亲自来送货。

"春枝来了，欢迎欢迎，不过，今天老板怎么亲自送货呀？"春枝还没进门，大黑就开始打招呼。

她把蛋糕递给大黑："嘿嘿，我连续工作两个多月了，今天决定宠爱自己一把，给自己放一天假，来跟你们聚一聚，聊一聊。"

确实，自从她开店以后，我们聊天的机会就很少了。

"芳妮呢？芳妮在哪里？"春枝朝办公室的方向喊我。

"我在杂物间呢！你进来呗。"

"这……这杂物间也太整洁了吧。"春枝惊叹。

"那可不，这杂物间可是由'专业人士'收纳整理的。"

"那吧台也是由'专业人士'收纳整理的吗？快快快，把'专业人士'介绍给我，我那个店铺太需要这样的人才帮我收纳整理一下了。你知道的，那里地方不大，收纳好了或许能腾出些许空间。"

几天后，我收到两条信息。

第一条是春枝发的："美莹果然是个收纳人才，她整理后，我的店铺起码多出了两平方米。"春枝发来一张收纳前后的对比照，我看完后也不由自主地对着手机竖起了大拇指。

第二条是美莹发的："我今天给春枝整理店铺去了，春枝给了我 500 元。春枝说，我这次的收纳工作，让她的店铺多了两平方米，解决了一直以来困扰她的空间不足的问题。"她也发来了那张收纳前后的对比照，并附上"哈哈哈"三个字。

我回复："看来，你今天获得了有形的自我价值感。"

没过一会儿，美莹来咖啡馆了，用那 500 元给我们买了好多水果。

美莹问我："为什么我天天在家打扫卫生，收拾屋子，他们爷俩连一句谢谢都没有？在他们那里，我还是没有价值。"

我说："在他们眼里，你收拾屋子是理所应当的。但对于春枝来说，你的收纳工作帮她解决了空间狭小的问题，只有帮人解决了问题，你才更容易获得有形的自我价值感。"

"合着那爷俩觉得我就该做家务呗。"

"至少他们目前还没有认为，你每天做家务是在为他们解决问题。他们内心对你有感激，只是两位男士比较内敛，不善于表达感谢。"

"你少帮他们说话。不过，我每天看到家里是干净整洁的，我已经获得了无形的自我价值感。我现在可以自信地对你说，收纳屋子这活儿，一般人真不如我。"

这一刻，美莹自豪的表情爬满她那圆润透红的脸颊。

最后，美莹告诉我，这次她是真的明白了。当她的付出能解决他人的问题时，对他人而言，她就是有价值的。当她能做一些让自己内心有收获的事情时，对她自己而言，她也是有价值的。

所以，一个人的价值是由他人和自己共同决定的。最重要的是，当他人不能赋予你价值的时候，别忘了，你还有一条路。只要你不定期让自己的内心增加几分收获、满足、成就、踏实、勇气和喜悦……你便有价值。

只是看见，
却没有看清

1

在接闺女放学的路上，街道拐角处，我们看到密密麻麻上百只蚂蚁围着一个棕黑色苹果核在转圈。

对于闺女来说，这是难得一见的蚂蚁搬家盛况。我和闺女蹲在一群蚂蚁周围，俯视着这些小家伙，心里为它们摇旗呐喊：努力呀，小家伙们，美食就在眼前。

我说："这些蚂蚁心里一定乐开花了，今晚可以美餐一顿了。"

闺女一言不发，歪着脑袋，目不转睛地盯着这些小家伙。它们有的围着苹果核转圈圈；有的在苹果核旁边来回踱步；有的在远观，好像在思考搬家策略。

忽然，闺女站起来说："妈妈，咱们走吧。"

"不看它们搬家了吗？"

闺女拉我起来，小脸蛋上写满了不高兴。

"妈妈，它们不是你说的乐开了花，它们是很着急。面对这么大的苹果核，它们搬不动啊，你没看到它们一直走来走去吗？它们是在着急地想办法呢！你怎么还说它们开心呢？而且，我们蹲在它们身边，身体把太阳光都挡住了，它们肯定更着急，以为大乌云来了，要下雨了。它们才不开心呢！"

"闺女，你说的对，它们确实很着急。"

"上次老师让我代表班级参加演讲比赛，我好害怕，觉得自己都不会说话了。你却说我应该高兴，因为我很优秀，老师才选我去的。你根本没看见，那个时候，我额头和鼻头都在冒汗珠子，我自己都能听到心在咚咚地跳，像拍手鼓似的，我怎么会高兴呢？"

我抿抿嘴，低下头，心生愧疚。

"妈妈，你现在是不是心里过意不去了，觉得有点对不起我？那你应该向我道歉呀。"闺女仰头看着我，那双又圆又黑的眼睛闪着光。

"闺女，对不起，那时候，妈妈没有看清你的情绪。"

"对呀对呀，你那天应该给我一个抱抱，而不是一直推我，推我上台。"

"那现在给你一个抱抱，弥补一下，可以吗？"我蹲在闺女面前，给她一个可怜巴巴的眼神。

"你是大人，不能这样耍无赖，错了就是错了，弥补也是错了呀。不过，妈妈你放心吧，我心里早就原谅你了。"

闺女每次笑起来，腮帮子的肉会把眼睛挤成一条缝儿，眼睛像大白兔奶糖，可以甜到人心窝里。

"谢谢你的原谅。"

"不客气，知错就改，还是好孩子。"

2

咖啡馆人不多的时候，我也喜欢坐在靠窗边的位置，在30楼的落地窗前，我放眼望去，夕阳散发的余晖将整片天空染成一片温暖的橙黄。

随着太阳的下沉，天空由橙黄渐变为紫红，最后化为深邃的蓝色。这一刻，时间好像静止了，整个世界只剩下夕阳、晚霞和我。我的心中涌起一种难以言喻的感动。在30楼的咖啡馆里，在云树洞账号里，我和那些朋友相遇的日子可能如夕阳般短暂，却让我铭记于心。所谓，瞬间即永恒。

这时，云树洞账号收到一条信息，是春枝发来的。

"芳妮，我老公最近好像变了，有点奇怪，有些别扭。我今晚想约你吃个饭，想和你聊聊，你有时间吗？"

"好啊，要不你来咖啡馆？我们在这里边吃边聊。"

我在咖啡馆的办公室忙着回复云树洞的信息，忽然，收到了春枝的消息："我到了，老位置。"

偶尔，时间也会给我们一些惊喜。几个月以来，时间不但没有催人老，反而赠予春枝几分活力。

今天，坐在老位置的春枝那原本细软的直长发变成了齐肩卷发。每一缕头发的卷曲弧度都好像春枝的成长轨迹。她将脸侧望向窗外，鼻梁骨的高度与下颚线的弧度融合出一种故事感，脸颊浮现的淡粉色与夕阳余晖的橙红色碰撞出一种只属于春枝的美，一种谱写着生命与蜕变的美。

在我们相聚前的一个多小时里，她都在跟我讲她的小店，讲一些有趣的客人，讲她在凌晨三点起床，边听音乐边准备食材。她说她每天都会跟父母打视频电话，给孩子讲睡前故事。她说她跟着美莹学习收纳，扔掉了许多旧衣服，但还是舍不得扔掉一些旧物件。她说她报了一个学习店铺管理的网课班。她说她买了很多书放在店里，不忙的时候就阅读。她说她从开业至今没有亏本，感觉自己很幸运。她说她现在能沾床就睡，醒来后精神饱满。她说她学习了化妆技巧，每天化一个淡妆进店，是对客人的尊重。

突然，她问我："芳妮，春枝回来了吗？"

"虽然我不认识十年前的春枝，但是我喜欢现在的春枝。"

也许此时，春枝回来与否根本不重要。重要的是，她活在了当下，做该做的事情，做想做的事情，不言辛酸，不负时光。

春枝虽然是个北方姑娘，但特别能吃辣。屈、大黑、我跟春枝，四个人享受着麻辣鲜香的四川菜。

春枝举着冰可乐说："谢谢你们，特别感谢，这杯可乐我干了。"

她接着说："你们相信吗？我老公已经连续两周，下班就回家了，而且他还做饭了。"

大黑干了一杯冰可乐后说道："多好啊，你下班回家就有热菜和热饭，这是家的味道。"

"我觉得奇怪，他只有谈恋爱和刚结婚那会儿给我做过饭。后来我在家带孩子后，都是我做饭。还有，他现在会问我店铺的经营状况，让我有什么不懂的就问他。他还说，既然开了头，就要尽量做好。以前连孩子和家都不怎么关心的人，居然关心我的店铺，奇怪吧？"

大黑说："只许你们女人善变，就不许我们男人改变？人是会改变的，原来是原来，现在是现在。"

我和屈点点头，表示同意。

"所以你们觉得是我想多了吗？我太敏感了？反正我现在

看到他，就觉得心里不舒服。原来，我想跟他聊聊天时，他就像一堵墙，硬邦邦、冷冰冰的。现在我也不爱跟他说我的事情。就算他问我，我也不想说。"

我笑了笑，说："春枝，看，你也变成一堵墙了，等他撞吧，让他疼一疼。"

春枝愣了三秒后，哈哈大笑。

春枝问："为啥我的想法跟你们差异这么大？"

我答："因为你对他有情绪。这些年，你们在一起生活，你内心生了怨，生了恨，还有很多委屈。你的思维就陷入了一种情绪化的模式中，我把这种情绪化模式称为情绪化思维。比较常见的一种情绪化思维叫直线思维。"

春枝问："就是我把他想成一条直线吗？"

"对，你把他过去的种种表现作为判断他未来发展的依据。过去他做了许多让你失望、愤怒、委屈的事情，你就推断他的表现会越来越糟糕，呈一条下滑的直线。反过来，如果他过去做了许多让你开心、满意、快乐的事情，你就推断他今后的表现会越来越好，呈一条上升的直线。"

大黑问道："这有点类似我们家长在孩子长身体的那几年里，会不自觉地推断孩子的身高长势是一条上升的直线。如果孩子有几个月没有长高，我们就会紧张和担心，因为这条直线没有持续上升，是这个意思吗？"

"是这个意思，可是我们在理性的时候，都知道身高的增加是因人而异的，确实会存在几个月不长个子的孩子。所以，不是每个孩子的身高长势都呈一条上升的直线。"

春枝迷惑地看着我说："所以他的行为表现也不会呈现为一条直线，他就是会时好时坏，对吗？"

屈点点头说："难怪有人说，人生就如股票 K 线图，总有高低起伏。"

我接着说："可是当我们陷入情绪化思维中时，就会失去一部分理性思考。我们大脑里那个叫感性的小人会在耳边告诉我们，他的表现应该呈现为一条下滑的直线，现在这条直线忽然上升了，他肯定有问题了。"

"对对对，我就是觉得他肯定有问题了。我怀疑他在外面做了对不起我的事情，甚至想过他是不是想跟我离婚了，做这些就是提前弥补他的亏欠。"

屈看向春枝，问："春枝姐，你现在能不能用你大脑里的理性小人告诉自己，人是会改变的，每个人的发展轨迹肯定不单单是一条上升或下滑的直线，而是一条独一无二的波浪线。"

春枝沉默，眼神涣散，我猜想此刻她的大脑里在播放一部叫《回忆》的电影，电影里有他们过去生活的零碎画面，或是争吵，或是拥抱。

大黑问："春枝，那你有没有想过，发生了什么事让他有了这样的变化？"

春枝一口气喝了半杯冰可乐，说道："对，人是会变的，我不能总陷在情绪中感性地看待他。不过，你要问我他发生了什么事，我也不知道，因为以前，我跟他说家里的琐事时，他的耳朵像塞了棉花，根本听不进去，也不会回应我。当我絮叨多了，他还反过来指责我几句。我关心他的工作顺不顺心时，他也很不耐烦，嫌我问东问西的，顶多说一句'我的工作不用你瞎操心'。他给我的感觉就是'别说话，你很烦'。"

大黑说："男人嘴巴笨，有时候不是不想跟老婆聊天，是怕聊不好天。他们觉得与其说错话，不如少说话。他们不爱跟老婆讲工作，也不是觉得老婆烦，是好面子。就算他们的工作真遇到问题了，为了保住面子，他们也不会对老婆说实话，怕被老婆瞧不起。大部分男人都享受被女人欣赏，所以擅长报喜不报忧，后来又担心喜不能长久，干脆喜忧都不报。我就是这样。我原来做设计工作的时候，总是被甲方挑剔，敢怒不敢言，心里憋得慌。我回到家就会把情绪都摆在脸上，其实我是想求关注，内心想得到老婆的关心。但当老婆开口问的时候，我心里又犯嘀咕，心想男儿有泪不轻弹，怎么能为了工作让老婆操心？让老婆跟着操心就说明我这个男人没有能力，所以，我张嘴就是没事，不要瞎操心。"

说完这番话，大黑无奈地摇摇头，自言自语道："有时候，我也觉得男人是个拧巴的物种。在心爱的女人面前，他们一会儿想当英雄，被女人欣赏；一会儿想当孩子，被女人宠爱。"

我给大家倒满了冰可乐，提议道："咱们敬大黑一杯，敬他今天的真诚，还有他的'拧巴'。"

春枝说："我一直以为，我很懂我的老公，但今天跟你们聊完天，尤其是听了大黑的话后，我很触动。"

我说："有时候我们太自以为是，自以为了解别人，自以为很懂别人，在自己的以为中日复一日。殊不知，面对亲近的人，我们往往只是看见，却没有看清。我们看见的是他们的行为，没看清的是他们的内心。"

3

那天之后，我们又回到各自忙碌的生活中。

中年人的生活，虽然烦恼各有不同，但是生活节奏十分相似。例如，到点接娃送娃，到点陪娃写作业、收书包，到点跟娃疯疯闹闹、聊聊天，到点盯娃洗漱泡脚丫。等好不容易把娃送进卧室，娃睡着后，属于自己的时间才到来。

忽然，正要躺下睡觉的闺女说："妈妈，你去我书包里把我明天的稿子拿来（她是广播站的广播员，每周去一次，每次就念一篇老师提前准备好的稿子），我想再给你念一遍。"

"这都快十点了，该睡觉了，不用再念了。"

"我觉得还不够熟悉，得再念一遍。"

"你刚刚不是念了好几遍吗？别以为我不知道，你就是不想睡觉，要整点小幺蛾子？"我故意摆出不高兴的表情，想唬住她，让她乖乖睡觉。

她不再说什么，我关了灯，搂抱着她。安静漆黑的卧室里，她嘴里嘟嘟囔囔的声音显得特别清晰："亲爱的老师们，同学们……"

我起身打开灯，告诉她："我这就去拿稿子啊，咱们再念一遍。"

我拿来稿子，闺女坐起来，她稚嫩的小脸上浮现出疑惑，眼珠子瞪得圆圆的，像两颗晶莹的黑宝石。

"妈妈，你怎么又同意了？"

"我想起那天放学路上，我们一起看蚂蚁搬家时，你对我说过的一些话。我不光要看见你的行为，还要看清你的情绪。你是不是因为明天广播的时候会有老师带同学们去参观广播站，所以很紧张，担心明天发挥不好？所以你就想把稿子念得更熟练点，这样明天广播的时候会更自信。"

闺女点点头，打开稿子，一遍……两遍……一口气念了四遍。

终于，她踏实地合上稿子。我再次关灯，搂她入怀。她凑近我耳朵说道："妈妈，我爱你。"说完，她用力地往我怀里钻。

"妈妈也爱你，好好睡吧，做个美梦。"

闺女睡着后，我打开记事本，写下：不要只看见孩子，更要看清孩子。

看清她的担忧、紧张、愤怒、开心、兴奋……

看清她说不明白的内心需求、期待……

4

第二天，我到咖啡馆刚登上云树洞账号，就看到了春枝发来的信息。

"芳妮，今天有时间吗？你能不能来我店里，我特别想跟你聊聊。"

"好，请把红豆沙小丸子准备好，下午两点，不见不散。"

绵密醇香的红豆沙配上劲道的小丸子，是午后的"小确幸"。而今天的春枝，在围裙的衬托下，像个温暖的小厨娘。

"春枝女士，请开始吧。我猜，今天我将会听到一个甜蜜的故事。"

因为，从我见到她的那刻起，她略带娇羞的笑容就一直稳稳地挂在脸庞上。

故事是这样的。

前天，春枝店里的水槽要改造，工人来施工后，她就一直忙着打扫收拾，不知不觉忙到了晚上十点多，结果她爱人来了。

他对春枝说："我给你发了几条信息，都没见你回复，你也没接电话，我有点担心，就来看看。"

见春枝在忙，他立刻脱下黑色外套，挽起深灰色的衬衣袖子，跟着她一起干活。两人忙活到晚上十二点多。

他弯着腰检查水槽的水管，说："春枝，我饿了，回家能给我煮碗面条吗？"

春枝着急地问："你是不是没吃晚饭？那你快去吃饭吧，这点活我自己慢慢干就好了。"

他说："吃了，吃了，我就是想吃你煮的面条了。还有，以后店里的活儿，你忙不过来就告诉我。现在你刚起步，请人不划算。我这免费的劳动力归你了。"

春枝那不争气的眼泪浸湿了整个眼眶。她赶紧背过身，不敢看他，想用手擦去眼角的泪水。可这泪珠太密，顺着手指流下。

他起身走到春枝的身后，用双臂环抱住她，将头靠在春枝的肩上，说："对不起，这些年，我没有照顾好你，也没照顾好我们的家，你受苦了。"

春枝努力控制住哽咽和抽泣，用微微颤抖着的双唇挤出四个字："没事，没事。"

那晚，他牵着春枝的手，走在午夜的街道上。风很凉，但他们的心很暖。

阳春面的做法并不难，但要把阳春面做到口感有层次、后劲足，是一定要下功夫的。春枝为了做好他最爱的阳春面，也不记得看了多少视频，尝试了多少次。看着眼前正在吸溜面条的他，春枝的小幸福又回来了。

吃完面后，他从冰箱里拿出两罐啤酒，跟春枝一人一罐。两个人就这样窝在沙发里，喝起啤酒来。

他说："春枝，你知道吗？其实我内心一直觉得自己配不上你。我读大学的钱是我爸向我二叔家借的，所以毕业找到工作后，我每个月都要给家里拿钱，是为了还债。我想娶你进门，可家里拿不出彩礼钱，更别提车和房了。你没嫌弃我家穷，愿意嫁给我，我的心里一半是感动，一半是羞愧。"

春枝瞪大眼睛，诧异地说："你怎么会配不上我呢？你比我聪明，学什么都很快。你也比我能吃苦，认准的事就能一直坚持。这些都是优点啊，都是我没有的。"

"可是你比我乐观，我特别喜欢你的笑容，它就像夏天的凉白开，让人心里感到舒爽。但不知道从什么时候开始，你的笑容越来越少了，你开始省吃俭用，你想买房，想有个家，后来有了孩子，你的笑容更少了。你每天都好忙，一会儿在卧室哄孩子睡觉，一会儿在厨房忙着做辅食，我想帮你，你却说我碍事。孩子在哭，我正在哄，你却一把从我怀里抱走孩子，说我连哄孩子都哄不好。你总是皱着眉头，眼睛里没有光，你好像总在寻找一些东西，一些让你有安全感的东西。而这些东西恰恰是我给不了你的。所以，我开始害怕看你的眼睛，害怕跟你说话，我怕哪句话没说好，又会增加你的无助和不安。"

"可是我们有家，有孩子，你也在努力工作，这就是你给我的安全感啊。"

"工作……工作……"他一口气喝完了手里的啤酒，又从冰箱拿出来一罐。

他说："为了保住这份工作，为了升职加薪，我几乎没有真正放松过，就连做梦都是在见客户，被领导骂，我不敢反驳，只能傻笑着点头。那次，女儿生病住院，你不是联系不上我吗？当时的情况是我的下属弄错了一笔订单的合同金额，我必须找到客户请他重签合同，否则会给公司造成重大的经济损失，结果必定是让我收拾东西走人。我只能连夜赶去客户的城市，求他重签合同，他却躲着不见我，我只好每天都在他的公司等着，那五天我都不知道是怎么熬过来的。虽然事情解决了，但公司还是给了我处罚，停发了我三个月的工资。屋漏偏逢连夜雨，当时我跟朋友投资的项目也出了问题，赚的钱全部赔光了。那段时间我真的不敢回家，不敢面对你，我用陪客户当借口，把自己灌醉，这样既能缓解我内心的恐慌，也能顺理成章地和你分房睡。"

春枝急了，忽然站起来，用手扒拉他的肩膀，质问他："你当时怎么不告诉我？为什么要一个人扛着？我是你老婆啊，你连我都不说，你打心眼里不信任我。你不相信我能跟你一起分担吗？你觉得我没有抗事的能力？"

面对春枝的质问，他一言不发，只顾着喝酒。春枝抢过他手里的啤酒，又一次坐在他身旁说："你就算一无所有，也是我的老公，是我孩子的父亲。"

他将头靠在春枝的肩头，低声喃语："春枝回来了。那个心直口快、善良温暖的春枝回来了。"

春枝拍拍他的额头说："我一直都在。"

早上五点，夜色还未完全褪去，东方的天际已经悄然泛起若隐若现的淡金黄色。那是初升的太阳，正缓缓地从地平线上探出头来。它的光芒逐渐撕破了沉闷的夜色，它的光线柔和而温暖，能穿透人心、扫去阴霾。

店里来了一位客人，春枝的故事被打断。

春枝娴熟地为客人做了一杯咖啡后，给我打包了一块榴莲蛋糕和一袋巧克力曲奇饼干，让我带回去给闺女吃。

"都说吃人嘴软，拿人手短，我今天又吃又拿，怪不好意思的。"

"你不用不好意思，今天的聊天还没进入主题呢！"

"刚才的甜蜜故事只是开胃菜呗，来吧，上正餐。"

"芳妮，那天大黑说，男人工作不顺心时，不告诉老婆是因为爱面子。所以，我家那位不告诉我，也是因为爱面子吗？"

"是，你家那位也是爱面子，所以他不愿意说跟信不信任你、你有没有抗事的能力都没有关系，他只是不愿意让你看到他不好的一面。"

"确实，他爱面子，对父母也是报喜不报忧。我生完儿子后，他父亲来过一次，在我们家住的那几天都板着脸，他父亲话很少，也不怎么笑，声音很大，喜欢骂人。只要他不合他父亲的心意，就会被吼。他父亲经常告诉他，一定要争口气，混出个人样儿。他说过，他没有自由快乐的童年，也没有交心的朋友，因为他的时间都得用来学习。"

我叹了一口气："原来又是一个望子成龙的故事。"

春枝继续说："他还说过，看到我发脾气就很烦躁，就会想起小时候父亲的咆哮。他痛恨被吼和被骂。"

"所以你发脾气时，他会还击？"

"不，我发脾气时，他就沉默，躲进书房。"

我说："沉默，就是一种有力的还击。他越沉默，你越愤怒，他躲进书房，你就想冲进去跟他继续纠缠。"

"对，就是这样。我们好像进入了这种循环，我越跟他闹，他越沉默，越逃离，离我越远。慢慢地，我们就没办法正常沟通了。"

"关系的最初联结是看见，但使关系变得亲密的关键是看清。你可以试着静静地觉察下你的爱人，不仅要看见他的言行举止，更要试着看清他的内心，看清他内心的情绪和需求。"

春枝拿起手边的咖啡，若有所思地喝起来。

春枝的眼神飘向远方，陷入自己的思维里自言自语着："现在，我好像越来越能感觉到他内心的痛苦，但我还是不明白他为什么不能直接告诉我，告诉我他的痛苦和需求。尤其是当他的工作遇到问题的时候，他居然为了面子要隐瞒我。他这么做只会让我觉得自己是不被信任和不被需要的。作为妻子，我连痛苦都不能和他分担，这算怎么回事？"

我想此刻的她是有些混乱的。在她的认知里，夫妻本该是亲密无间的两个人，应该同甘共苦和无话不说。但这两人之间仿佛又隔着一层薄雾，他们能看见对方，但看不清对方。

"他一直背负着为家庭增光添彩的压力，父亲喜欢吼骂他，他很压抑，感受不到来自家庭的温暖和父母的爱。在这种环境下长大的人，非常容易成为低自尊的人。"

自尊是一个心理学术语。美国心理学家戴维·迈尔斯（David Myers）写的《社会心理学》（第11版）中有这样一句话：自尊是对自我价值的整体认识，影响我们如何评价自己的特点和能力。

一个人的自尊高低与父母的养育方式密切相关。父母若能在养育过程中及时合理地给予孩子信任、鼓励、支持，以及适度的奖励，孩子在父母正面积极的反馈中看到自己的价值，就能促进自我价值的提升，从而促进自尊提升并保持在一个合理的水平。反之，父母若总是打压、指责、挑剔孩子，对孩子有过多的期待，又不能为孩子提供支持，很少奖励孩子，那么孩子通过父母的反应，看到的就是一个不好的、达不到父母要求的"糟糕"的小孩。他们就容易否定自己的价值，渐渐成为一个低自尊的人。所以在孩子的成长阶段，阳光才能让他"灿烂"，暴风雨只会让他"凋零"。而有的父母一直给予暴风雨，从没有给予过阳光。

另外，《社会心理学》（第 11 版）还提到：研究发现，那些低自尊的人很容易面临各种临床问题，如焦虑、孤独、饮食障碍等。他们还会认为伴侣不爱自己，总是会认为伴侣在批评或拒绝他们。

不过，人是动态发展的，不会一直绝对化地处于低自尊的状态。我相信在他状态平稳的时候，他是能感受到春枝对他的爱的。

"也许，你说的是对的。面对亲近的人，我们只是看见，却没有看清。我还是不够了解他，至少不像我以为的那样了解他。"

这些年，我听过很多婚姻故事，这些故事都印证了相爱容易，相处难。所以，爱一个人，不但要用心，还要用脑。心代表感性，是情感的表达；脑代表理性，让你保持觉察。当感性与理性达到平衡时，相爱和相处都会变得容易。

我拍了拍春枝的肩膀说："余生很长，慢慢来，相互看见，相互看清，相互陪伴。"

5

关于自尊的问题，大概两周前，我和春枝的爱人聊过。

那天，云树洞有新人添加我，备注上写着：你好，我是季鹏，春枝的爱人。

"你好，我是芳妮。"

"我知道你，从春枝的手机里看到的。虽然翻看她的手机不是体面的行为，但作为她的丈夫，我看到她这段时间发生了很大的变化，也看到她常常拿着手机聊天，我确实好奇，也有点担心。毕竟，她很单纯，也很善良，我不能让她受到伤害。"

"我可以理解，今天，你找我是……"

"我有些话，也想跟你聊聊。我目前的状态很差，我可以到咖啡馆见见你吗？"

"好，下午 4 点，我在咖啡馆等你，现在把地址发给你。"

季鹏看到地址后，发来一个惊讶的表情。

他很守时，分秒不差地出现在咖啡馆里，把黑色外套搭在手臂上，深灰色的羊毛衫看着很眼熟。春枝好像也喜欢穿这种简洁的纯色羊毛衫。

"原来就是你啊，还有你。"他看着我，又看向大黑。他的表情是意料之中夹杂着一些惊讶："我们见过，在春枝店铺开业的那天。"

"是的，我们见过。今天正式介绍一下，我是芳妮，我和春枝就是在这里认识的，他是大黑。"

成年人见面的仪式感就是一边握手，一边自我介绍。

"我是大黑，初次见面，为你准备了咖啡。"

我带着季鹏坐到春枝第一次来时坐的位置。

"几个月前，春枝就坐在这个位置。"

"我的公司就在 1 号楼，我记得那天，她来公司找我，但看到我在开会，就离开了。离开公司后她给我发信息：工作中的你，比在家快乐，真好。"季鹏一脸无奈地笑着。

"春枝怀疑过你，但不敢问你，她没有勇气打开潘多拉的盒子，所以她化了妆，挑了好看的衣服，想给你惊喜，也想去你公司探探究竟。"

"我没有做过任何对不起她的事情。我只是……只是……不知该从何说起。"

"成年人的常态是话似乎近在嘴边，却又远在天边，心里知道要说什么，双唇却像上了锁。"

"对，就是这种感觉，尤其是当我面对春枝时，我做不到把心里真实的想法告诉她。很多时候，我酩酊大醉，心中却格外清醒。我想借着酒劲对她说我心里好像出问题了，我听不得她说生活累，听不得她说带娃苦，我觉得这些话都是在提醒我，自己很无能。因为我有问题，所以才不能让自己的爱人过得甜蜜幸福、顺心如意。季鹏真是一个糟糕的人。"

"可惜，醉酒没有撑起英雄胆，你始终没有说出口。而且她向你诉苦时，你要么指责，要么不说话。你知道吗？你也让她觉得她很糟糕。"

"关于这点，我需要解释。我是后知后觉，讲完才意识到自己的话太刺耳。而且，她也说过难听的话。"

也是，两口子吵架时，总是说着最难听的话，伤对方的心。

"那你想过为你说的话向春枝道歉吗？据我所知，春枝有跟你道歉过。"

"道歉？你难道不觉得道歉是最没用的语言吗？我不想道歉，只想挣更多的钱，我给她请保姆，请两个，让她真正轻松起来，这比嘴上的道歉有用得多。"

"不是道歉没有用，是你难以直面自己的问题。"

沉默……季鹏和我都陷入了沉默。

"我能坐下和你们聊一聊吗？"大黑拿来几瓶啤酒。

季鹏和大黑各拿一瓶啤酒，易拉罐撕拉一声响，白色泡沫密集地冒出，两位男士吞咽的咕噜声此起彼伏。

大概啤酒见底时，大黑才开口："男人嘛，不就是活一张脸皮？小时候，爹妈要你努力，要你为家庭长脸。长大了，自己也跟这张脸皮杠上了。有时候我觉得自己很像小时候农村老家那床盖了好几年的棉被，被面洗了又洗，缝了又缝，看起来没什么问题，而里面早就有零零星星的窟窿了。"

意外的是，从进门就一个表情的季鹏豁然间笑到露出大牙。

大黑也笑着说："我们可以偷偷修补窟窿，至于面子嘛，在外人面前还是要保住的，但在老婆面前我们可以适当地偷个懒。因为面子脏了或破了，老婆不会介意。"

我顺着大黑的话说道："都是自家人，被子暖心就行，那些窟窿不碍事。"

"不过，我想问一下，我这种情况是不是跟自尊水平有关系？我在网上查了，我应该属于自尊水平偏低的人。"季鹏看向我，又回到原来的表情，"好像……自尊还有个公式，对吧？"

"心理学家威廉·詹姆斯（William James）在《心理学原理》一书中提出了一个有关自尊的公式，即自尊 = 成功 ÷ 抱负。这个公式表明自尊取决于成功，以及成功对个体的意义。根据这个公式，增加成功水平或降低抱负水平都可以提升自尊水平。"

"抱负？对于普通老百姓来说，什么是抱负？我说得直白点，抱负不就是心里想要的东西嘛。"季鹏说。

大黑又拉开一罐啤酒，说："那就简单了，要想提升自尊水平，要么多做出些成绩，要么减少一些心里想要的东西。"

"那么两位男士，现在有一道选择题：A 是多做出些成绩，B 是减少些心里想要的东西。你们选哪个？"

大黑："B。"

季鹏："B。"

说完，他们两个人碰了碰手里的易拉罐。这次，两个人默契地叠加出更加响亮的咕噜吞咽声。

"我得撤了，回去陪家人，你们两位继续。对咯，酒是好东西，贪杯可不行。"

<u>有些话，男人跟男人，说得清，女人跟女人，能共情。</u>

所以，生活中，我们即使结了婚，也要有三两朋友。大家偶尔聚一聚，聊聊天，顺顺气，然后回家继续过日子。

6

几天后，季鹏下班后兴冲冲地来咖啡馆找我和大黑。

他说："两个人相处就像解一道高考数学题，真的挺难，好在我脑瓜子聪明，解出来了。"

大黑："噢？学霸，请说来听听。"

"我终于想明白为什么我不敢对春枝讲我的真实状态了。因为我内心想要两个东西。一是把话说出来，让她了解真实的情况。二是她听完后要鼓励我，认可我，最好再说一句'老公，你是最厉害的'。我自己贪婪，想要的太多。既然那天我选了 B，要减少些心里想要的东西，那么只要把话说出来，让她了解真实的情况，就够了。"

我着急地问："所以，你到底有没有试着告诉春枝你的真实状态？"

季鹏："我说了，说完感觉很痛快，一块压在胸口的石头被移走了，我觉得很轻松。原来在她面前，我戴了一个面具，现在我把面具撕掉了。"

大黑说："作为男人，咱们勤勤恳恳地工作，真心实意地对老婆，自己有事不憋着，老婆有事咱也扛着，这就是很厉害的大老爷们。"

我说："季鹏，其实你远比你想象中的厉害。你只是在陷入低自尊时，总觉得自己不够好、能力差，看不到自己的价值。但这种'自以为地觉得'，很多时候不是事实。"

"嗯，我能娶到春枝，有两个可爱的孩子，我是既幸福，又厉害。"

大黑拿出他的手机给我们看，他把自尊公式做成了一张图片，并设置为手机桌面。最显眼的是那一排字：答案 A 代表跟自己较劲，答案 B 才是生活常态。

生活，应该有目标、追求和梦想。当然，生活里还有四个字叫顺其自然。我们竭尽所能地努力后，把结果留给天意。

千万不能陷在渴望成功的密网里，这张网会困住你，让你乱了方寸，坏了情绪。这张网还会蒙蔽你的双眼，让你看不见，也顾不上重要的人和事。

人不能一直抬头仰望天空，要学会埋头，看着脚下的路，一步一步走，就算偶尔走错了方向，绕了弯路也无妨，在下一个路口，重新规划路线就好。

苏轼的诗中写道："人生如逆旅，我亦是行人。"人生如同一家旅店，你我都是匆匆过客，过往不纠缠，未来不惧忧。

我总是对自己说，要把梦想放在计划中，努力并坚持着；要把生活握在手中，感受并感恩着。我们既要学会珍惜眼前实实在在的幸福，又不轻言放弃路上的梦想，只有这样，才能做到 A、B 皆有，互相平衡。

7

周五，我们在咖啡馆盘点时，云树洞收到春枝的消息："芳妮，明天是周六，我在云顶阁餐厅定了位置，我和我爱人想请咖啡馆的所有朋友吃饭。请各位务必赏脸，他一直说想见见你们，当面答谢。"

我当着大伙儿的面，大声朗读完春枝的信息。接着，我、大黑还有屈，一并看向三三。

"看我干什么？你们不打算赏脸吗？"三三说道。

大黑说："大股东不开口，我们不敢点头。"

我跟屈赶紧点头附和。

三三大声说："30楼的咖啡馆召开临时紧急会议，大家坐好了，我要下发最新通知。经慎重考虑，我决定明天关门一天，让大家休假。"

呜呼！呜呼！大家鼓掌。

第二天，我在工作室忙完工作，就看到三三的留言和一张照片：我现在和春枝，还有屈做了美甲（附图），你忙完赶紧过来，好姐妹就是要一起变美。

如果真是好姐妹，难道不应该等我忙完工作，四个人一起做美甲，一起变美吗？现在，她们三个都比我早美了一步，这显然是"塑料姐妹花"。

"我又累又饿，不做美甲，我要吃饭。"

"你是不是傻？你这时候吃饭可得自己掏钱，再忍忍，忍到晚上敞开吃，吃不花钱的饭。"

那确实，一顿并两顿，既守住了身材，还守住了钱袋。

"那你们来我工作室吧，我很累，不想动。"

"5分钟后到。"

原来她们早猜到我不会去做美甲，预谋着要来我的工作室。

可能是大家太久没有放假了，休假让她们三个很亢奋。电梯门刚打开，她们肆无忌惮的说笑声就传了过来，我赶紧把她们推进工作室，关上门，怕被别人投诉扰民。

"哇，这沙发我得试试。"春枝迫不及待地坐进沙发。

小时候，我住在奶奶家，院子里就有一张老旧的手工竹藤躺椅。躺椅的左后方有一棵桑葚树。夏天葱郁浓密的树叶，像一把大绿伞，帮我遮挡刺眼的阳光。躺椅很大，我躺在里面不会掉出来，很安全。奶奶总拿着大蒲扇，坐在旁边为我扇风。蒲扇带来的风有一股淡淡的甜味，我闻着闻着就睡着了。后来，我长大了，奶奶走了，躺椅旧了，但我每次坐到躺椅上，都能闻到蒲扇风的味道，感到十分心安和踏实。

工作室的沙发是我托好朋友的父亲帮忙制作的。我特意挑选了没有过度染色和加工的皮料，因为纯粹的物件更真实。两侧的扶手高度适中，人坐在里面，身体被沙发轻轻包裹着，十分有安全感。沙发如躺椅，我希望来访者可以安心、踏实地讲述自己的故事。

三三把一个打包盒放到我的办公桌上，说："快来趁热吃，你喜欢的加麻加辣的拌米粉。"

春枝也从包里掏出一瓶酸奶，说如果我觉得太辣了，可以喝一口。屈很离奇，掏出一根鳕鱼肠，说米粉是碳水，鳕鱼肠是蛋白质，吃饭要讲究配比。

好吧，冲着好吃的，我决定和她们继续做好姐妹。

8

春枝半躺在沙发里，说："我最近觉得很踏实，好像找到了真正过日子的感觉。"

"春枝姐，我从两年前认识芳妮姐和三三姐之后，也逐渐有了这种感觉。之前我也很努力地忙碌，但心里总是隐隐发慌，觉得自己像一株浮萍，总在担忧何去何从。"屈坐在飘窗的蒲团上，摆弄着紫砂茶具。

春枝又说："那个时候我每天都在想，孩子什么时候能长大？我和老公的感情会变成什么样？买房的钱什么时候能还完？我还能不能找到工作？说来也很神奇，自从我老公那天帮我打理了店铺，接我回家，我们聊了一宿后，我心里那些像乌云一样压得我看不见方向的担忧，现在突然散开了。我觉得内心一片晴朗。"

三三问："你们聊了什么让你有豁然开朗的感觉？"

春枝答："先说我老公，因为家庭原因，他其实是一个披着成年人外套的小孩。他就像菜市场里被催熟的西红柿，外表看起来又大又红，但里面是空的。他只是看起来成熟了，实际上还没有。我得等他慢慢地长完整，变成熟。以后如果他愿意多说他的事，我就听。我要多夸他，少挑剔。毕竟，他也在努力地成长，需要'阳光'，如果可以，我愿意温暖他。再说我自己，我之前只顾着爱他，没有好好爱自己，就像一盆鲜花，水分流失，有了花骨朵，但就是开不出花来。我很着急，开始怨恨、委屈和愤怒，想要老公来给我浇浇水，可他没有能力给我浇水啊。我要不到水，就开始闹，他给不了水，也跟我闹，闹着闹着，他就开始逃。好在我缓过来了，我开始学会爱自己，有了自己的店铺。它们都是我的水分，早晚有一天我会开出花来，悦己悦人。"

"春枝姐，几日不见，你令我刮目相看。"屈说，"以茶代酒吧，咱们干了，为了我们的成长和改变。"

我们举起茶杯，茶杯是空的，因为屈还没有摆弄明白这套茶具，没法煮茶。茶杯虽是空的，但我们的心是满的。干杯，为了成长和改变。

"春枝，有个东西想给你看看。"我拿出手机递给春枝。

季鹏建了一个微信群，里面有我、大黑和他。他在群里写下这些话。

这段时间，我不断地思考我们的聊天。虽然我不愿意承认，但我想你们也感受到了，我的家庭和我的成长经历，逼迫我一直靠面子活着。我根本来不及修补里子的窟窿。我时常问自己，这样的季鹏，配得上春枝吗？目前我还是没有自信回答这个问题。但我想起美国著名投资人查理·芒格的一句话：要想得到你想要的东西，最可靠的办法是尽力让你自己配得上它。所以我要尽量配得上春枝，为此特拟定了与春枝的相处方案，具体如下。

（1）尽量坦诚。让春枝了解真实的我。

（2）避免"玻璃心"。不把春枝的抱怨和倾诉误解成对我的否定。

（3）多问多学。多问春枝的需求，如果我不能满足她的需求，就去学习。我当年可是学霸，没什么是学不会的。

（4）减少自证。两个人在生活中没有谁比谁厉害，我们不是竞争对手，而是合作伙伴，要手牵手一起面对生活中的失败与胜利。

（5）自我提升。过日子是需要经济支撑的，我该从挫败中走出来了，赶紧拟定目标，实现自我提升，努力升职加薪。在投资方面，我要提升风控能力。我还要提升沟通能力和育儿能力，我的家庭需要我。

注：该方案还不完善，后期我会继续调整和优化，望各位提出宝贵的建议，若建议合理，必将采纳，感谢。

春枝一语不发，缓缓地把手机递给我，双唇紧闭，唇角微微抽动，泪珠根本来不及在眼眶中酝酿，直接夺眶而出。

三三把纸巾递给她，又拿起我的手机翻看，看完后她说："这就是爱情的样子吧，一个人为了另一个人，掰碎原来的自己，一个人为了另一个人，要重组成更好的自己。"

季鹏，为了春枝，为了家，为了爱情，他强忍着内心的对抗、羞愧和恐惧找到我。曾经，自负、倔强、拘谨、逃避和攻击都是他的保护层，如今，他正亲手一点点地撕开这些保护层。这个过程中的疼痛只有他懂，只有春枝懂。

爱情是什么？婚姻是什么？或许，这些问题仁者见仁，智者见智，根本没有标准答案。但是，一生爱过一人，一生被一人爱过，足以。

春枝让我们保守秘密，就当她不知道季鹏来找过我们。她说："他爱面子，那我就维护好他的面子。"

云顶阁的菜看比拌米粉好吃百倍，对于不花钱的饭，我们都吃得特别投入。吃饱喝足，听了春枝家两口子说了五遍谢谢后，大黑提议大家举杯碰一个。

春枝说："愿我们，能看见、看清身边的人，并一生珍惜对方。"

而季鹏说："愿我们都能甩开包袱（抱负），一身轻松。"

愿我们，都幸福。

因为我相信自己，
所以我相信你

人生得意须尽欢，莫使金樽空对月。

天生我材必有用，千金散尽还复来。

——李白

1

周五下午，在接孩子放学回家的路上，我接到邻居发来的信息。她说公司临时要开会，她不能来接孩子了，让我帮她把孩子接回我家，她下班后会立刻赶过来。

我回复："安心工作，我会照顾好孩子。"

"妈妈，你看我们都辛苦了整整五天。所以，你现在是不是很想带我们两个去吃顿周末餐，放松一下？"

"我……是的，我，非常想。那么两位公主，愿不愿意赏光，跟我一起吃顿周末餐呢？"

"愿意。"两个孩子异口同声地回答。

炸鸡、薯条、烤鸡翅、汉堡、可乐……别说，这顿周末餐确实很解压，反正我吃得很快乐。

邻居的女儿叫优优，她斯文地咀嚼着薯条，用轻柔细小的声音问我闺女："爱朵，这次中队委名额只有一个，我们班有六个同学报了，你紧张不？"

我闺女正吃得忙活：她双手举着烤鸡翅，用上下门牙撕扯着肉，油脂从嘴角跑到腮帮子。她一边摇头，一边从嘴里拉出一根细骨头，等把五六根骨头整齐地摆放在纸巾上，肉已下肚时，她才不急不慢地说："不紧张，我爸说天生我材必有用。我要是当不了中队委，就当班干部，当不了班干部就当个普通学生，当不了普通学生就跟他去卖炒饭。"

"可是你爸不是卖炒饭的呀？"优优一脸惊讶。

"现在不是，将来可以是啊。我爸说我要是不做学生了，可以卖炒饭，也可以卖包子，任我选。为了我，他啥都能干。"

"闺女，张嘴，啊……"我赶紧塞一根薯条到她嘴里。这张小嘴用来吃饭比说话更靠谱。不过，她爸这些话，我听起来很耳熟。那年我高考前，我爸好像也说："别给自己压力，就算你考不上大学，爸做个铁皮车，咱俩卖烧烤去。"

天生我材必有用，只要用心，不管是卖炒饭、卖包子，还是卖烧烤都是一番作为。

"妈妈，你在想什么呢？"闺女打断了我的回忆。

"妈妈在想，除了炒饭和包子，咱还能去卖烧烤。"

那天晚上，闺女躺在床上，皱着眉头盯着天花板，好像在担心什么。忽然，她转头看向我，她的小黑眸子直勾勾地看着我，说："妈妈，我想了想，我决定去卖烧烤，你觉得我能行吗？"

"当然，我觉得你肯定行。你可是我女儿，又聪明又能干，再说了，你看你妈这个粗壮有力的手臂，卖烧烤差不了。"

闺女用软糯的小手捏着我手臂上的肉，咯咯笑。

"闺女，因为我相信我自己，所以我相信你。"

"因为你相信，你肯定能教会我做烧烤，是吗？"

"是的。我肯定能教会你做出秘制烤鸡翅。"

2

三三拿着手机，戴着耳机，在吧台前来回走着，她说话的音量持续增高："她不就花了 699 元吗？她就是花点时间研究一下有什么不可以吗？反正她在家闲着也是闲着……你别把张美莹想成一个傻子……好了好了，姐夫，我懂你的意思了，我会跟她好好聊一聊。"

三三挂掉电话，接了一杯水，一口气喝掉一半，气冲冲地对我说："张美莹最近找你了吗？"

"没有，不过前几天我看到她发的朋友圈，她最近好像在听什么课，应该是在家学习吧，怎么了？"

"她老公来找我，说张美莹最近报名了一门课程，叫'电商入门'。他说她又在整幺蛾子了，都被裁员了，不找工作也就算了，在家踏踏实实带带孩子也挺好，竟然还研究上电商了。"

"姐夫可能怕她被骗，这也是在担心她。"

"什么叫整幺蛾子？听到这话，我心里那团火，噌地一下就到了嗓子眼。要不是我够理智，能管住嘴，今天这团火得喷他一脸。我家美莹是傻子吗？她研究下电商怎么了？这也是一条路啊！谁说一定要给别人打工，她就不能自己做个小老板吗？"

"你这人真'双标'，你平时说美莹说得还少吗？"

"我……我能说，他不行。"

"啧啧啧……是是是……美莹只能你来说。"

"三三，要不，咱今天把美莹约过来聊聊？"

美莹当时正在逛书店，收到我们的邀约后，没过多久，就抱着三本书来到了咖啡馆。

她对着大黑笑嘻嘻地说："大黑，上一壶美美茶，记三三的账上。"美莹每次笑起来时，眼睛就会弯成两道月牙儿，左右脸颊上浮现浅浅的小酒窝。

她抱着书，朝我们走来："你俩想我了吧。"

三三从她怀里抽出那三本书，说："你最近要整啥幺蛾子？"

我朝三三瞪了一眼，说："不能好好说话，就安静。"

"呸呸呸。"三三羞愧地拍了拍嘴唇，解释道，"美莹，我没别的意思，就是想问，你最近忙活啥呢？你好久都没有跟我们联系了，以前在群里就你每天最活跃，天天絮絮叨叨的，最近咋不说话了？"

"三三，你姐夫找你了吧。你们都觉得我在整幺蛾子，但我心里清楚我在做什么。"

"不对，是他们（三三跟姐夫），不包括我。"我赶紧表明立场。今天的美莹，脸上好像刻着三个字：不要惹。

"三三，之前你说我在假努力，我仔细想想，你是对的。我，张美莹，大部分时间都在'假努力'中迷迷糊糊地活着。还有，芳妮，你让我明白了什么是自我价值感。我今年40岁了，我想我该清醒了，我要重新规划自己的人生路线，甩开假努力，找到自己的价值。另外，我不需要你们的认可，也不指望你们支持我，当然，我也不会被你们影响。"

以前，美莹温婉的眼神里总是透着几分软弱，但今天她的眼神里聚着一束光，满含坚定和决心。

"美莹，是我们太着急了，关心则乱。"我看到三三放在桌面上的三本书都是讲自媒体和文案写作的。我也留意到，美莹敞开的购物袋里有一个笔记本，上面夹着一支中性笔。其实，不管美莹能不能学出个结果，40 岁的她能够扎进学习中，听课，看书，做笔记，这些举动都应该被认可。

美莹说："你们要是愿意听，我就慢慢地跟你们讲讲我的计划。"

"当然愿意听。"三三答。

我说："好，正式启动倾听三原则，不插话，不评价，不着急给办法。"

三三是急性子加热心肠的组合体，对于她来说，耐心地听人说完话是有难度的。我曾经告诉她："女娲造人时，让人类有两只耳朵和一张嘴巴，而且嘴巴能闭上，耳朵却关不上，这寓意多听少说。"

很多时候，沟通之所以不顺利，是因为听众太着急，不让说者把话说完，就开始下定义、给办法。而这就会造成说者不愿说、听众没法接的情况，沟通只能终止。后来，我跟三三协定了"倾听三原则"，她很赞成。

大黑送来美美茶，美莹邀请他坐下，让他也听听自己的规划。

"我一直都很喜欢整理房间。尤其是在我心情不好的时候，我会去收拾房间，把该扔的东西扔掉，该擦的地方擦干净，再把各种物品按照我的想法摆放好，让它们看起来整齐又协调。每次收拾完房间，我就好像把自己的心情也收拾了一遍，心里觉得轻松了，心情也能变好。后来，我在网上看到一本书，是作家山下英子的《断舍离》。'断'是指断绝不需要的东西，减少不必要的购买。比如我之前很喜欢买碗，买了很多碗堆在家里，但这些碗既浪费钱还占地方。'舍'是指舍得扔掉家里没用的东西。所以，我忍痛割爱，把那些用不上的碗送给我妈和小姨（三三的妈妈）了。'离'是指脱离对物品的执念，让自己处在宽敞、自由自在的空间里。我把那些碗送出去后，我家橱柜变得宽敞了。不过这本书不是只教我们整理屋子的，它是希望大家通过实践'断舍离'，认清自己与物品的关系，将身边所有'不需要、不适合、不舒服'的东西替换为'需要、适合、舒服'的东西。所以，很多人对这本书的评论是人生整理手册。而我也一边阅读，一边领悟到我整理的其实不是房间，而是我的内心。我渐渐明白我需要的、适合我的、让我舒服的东西是什么了。我一口气说了这么多，你们不说点什么吗？"

三三连忙摇头，说："我们有倾听三原则，你继续。"

美莹喝了一杯美美茶后，继续说道："喜欢什么，就会关注什么。所以我经常在网上看有关房间整理、空间收纳和家具物品摆放的小视频，我很享受地学习。我也了解了一个叫收纳师的职业，上次我来给你们收拾吧台和杂物间，就是收纳师的工作。当然，那时候，我是无证上岗，还收获了一顿饭和美美茶。我第二次无证上岗是给春枝整理店铺，我收获了经济报酬。通过这些经历，我渐渐意识到，做自己喜欢、擅长和能体现价值的事情，就是生活中我需要的、适合我的、让我舒服的东西。有了这个方向，我就想报名学习做收纳师。不过，我没有时间上门给别人收纳，我很清楚，孩子马上要上初中了，我的主要精力还是照顾他。但是我可以在社交平台分享我的收纳经验，用当下时髦的词叫'做自媒体'。不过，生活处处需要钱，我自己也需要收入来证明我的价值，所以我可以在做自媒体的过程中，靠卖与收纳有关的产品，如收纳盒、家具摆设品来赚点小钱。我不想走弯路或被骗，所以报名了一个电商入门的课程，想看看自己的设想是不是符合电商思维。说白了，我就是想看看这个想法到底靠不靠谱。好了，感谢各位的耐心倾听，我的发言完毕。"

听完，大黑率先鼓掌，我们紧跟其后。

我说："美莹，你很棒。"我有些激动，本该好好夸一夸她，奈何一时间大脑"短路"，那些夸人的词汇还没蹦出来。

美莹看出了我的"词穷"，故意逗我："芳妮，请展开讲讲，我哪里棒？"

"这是我们认识这么多年来，除了吐槽工作和抱怨家人，你讲话最多的一次。而且，你的逻辑很清晰。之前，你的思维就像蒲公英一样，一会儿向左，一会儿向右，我们也得跟着拐几个弯，才能听懂你说的话。但这次不一样，我们都听懂了。"

"到你了，三三，我想你快憋坏了吧，赶紧把你憋了一肚子的话说出来。"美莹看向三三。

"不管是做自媒体还是做电商，你做个预算表给我。我投资你，我出钱，你出力。等你赚了钱，再慢慢把本金还我。记住，别动你家里的钱。"

三三讲完，全员沉默。因为人在特别惊讶的时候，会哑口无言。看来，三三不仅倾听的本事噌噌提升，就连对美莹的偏见也消失无踪了。

"我知道你们在想什么。我承认，我之前对我家张美莹是有些偏见，觉得她心智不成熟，做事没毅力，也不爱动脑袋去钻研。我觉得她也就这样了，稀里糊涂被生活推着走，得过且过呗。不过，今天，听君一席话后，我甚是惭愧啊！每个人都是在成长和改变的，我今天也成长一把，撕掉了对她的偏见。"

听完这番话，美莹忽然抱紧三三，一秒，两秒，三秒……

"好了，别上演姐妹情深了，太肉麻。"大黑的话是一盆不合时宜的冷水，可惜偏偏浇不灭这俩人的姐妹情深，反而招来姐妹二人齐心的重量级大白眼。

3

突然，三三接到公司的电话，要赶回去开会。美莹求学心切，拆开新买的书，一边看，一边勾画。

我则拿起手机，发出一条消息：母后大人，今日阳光明媚、温度适宜，想邀你街边闲逛，顺便添置新衣，可否？

母后大人的回复快速而简约：可。

我妈妈身材娇小、面容精致，她的背包里永远都放着一支眉笔和一支口红。她说，皱纹可以有，但精气神不能丢。她挽着我的胳膊，给我讲她和闺蜜们的小故事。我突然想起来，很多很多年前，她接我放学时，是我挽着她的胳膊，一路上跟她讲我和班里同学们的故事。时间是个有意思的东西，它让一切都变了，又让一切都没变。变的是她挽着我，不再是我挽着她；不变的是，我永远都是她最爱的人。

我看中一件芥末黄色的翻领小外套，让妈妈试穿。她走出更衣室时，像个小姑娘，低着头羞涩地问我："这个颜色会不会太艳丽了？"

我拉着她走到镜子前说："你看，这件衣服非常适合你。"

"妈，我觉得你越来越年轻了。"

"打住，别拍马屁。"

"我说的是你的心态。原来的你，可能根本不会试穿这种颜色的衣服。"

"那个时候，我给自己设定了很多条条框框，不敢尝试，说到底还是不自信。"

"你以前也给我设定了很多条条框框。"

"所以，你从上大学开始，就嚷着要做自己，要过自己想要的生活。那时候你很想甩开我吧？但是我没法放手，还替你做了很多决定。我一直想要紧紧地牵住你的手，因为我怕一松手，你就会走错路。"

"那后来你怎么忽然就变了？我记得在我工作的第二年，我要辞职，你那个时候没有反对，你还说我有权决定自己的生活。"

"你读大学后，我一个人在家觉得无聊，就看了很多书。我有一个小学同学是高中老师，那时候，我经常跟她聊天。按照现在流行的说法，她带我走了一段女性成长之路。慢慢地，我发现了自己的优点，也把更多的精力投入工作中，工资涨了，自信也涨了。"

"原来还有这么一段经历，难怪那个时候，你连续三年拿到了单位先进奖。所以，你后来就开始相信我了，相信我能过自己想要的生活，相信我辞职了也不会饿肚子，相信我不会走错路。"

"准确地说，因为我相信自己，所以我才相信你。我想着，我这么能干，就算你找不到工作，混得一塌糊涂，我卖烧烤也能养活你。再说了，还有你爸这个劳动力，一家齐心，卖烧烤也能卖到第一名。"

"老妈，我爱你。"我正要煽情地抱抱她，她连忙后退两步，推开我的手说："爱我，就去付款，服务员，这件衣服我要了。"

4

"芳妮，我到了啊。"吧台边传来周艳的声音。

"好的，我马上来。"

周艳是我认识的人中最守时的一位，只要约定好时间，她不仅不会迟到，反而习惯早到 5 分钟，而张美莹是最爱迟到的一位。我着急地对着手机发语音："美莹，你到哪了呀？今天谈正事，你可不能迟到啊。"

"我早到了，在靠窗边的位置坐着呢，我想着你在办公室忙，就没打扰你。"

我悬着的心终于放下了。那天听完美莹的"自媒体电商大计"之后，我立马联系了周艳，因为她的工厂里就有美莹需要的货源——各种收纳盒。所以我今天安排她们正式会面，共商大计。

美莹身穿棕红色的灯芯绒衬衣，内搭深灰色高领贴身羊毛衫，黑色高腰阔腿裤配上7厘米的细高跟鞋，她起身迎接周艳的那一刻，看起来稳重又帅气。

第一次会面，她们表示相见恨晚。周艳说："美莹，你大胆尝试，把货源交给我，你不用担心品质，虽然我不懂自媒体，但我信得过你。"

美莹说："必定努力，不负信任。"

我说："香槟已备，坐等庆功。"

忽而从咖啡馆门口传出三三的声音："资金到位，随时开工。"

曾经看到过一段话：不要约不喜欢爬山的人去爬山，而要在爬山的路上，去结交志同道合的人。我时常窃喜，这些年，在我攀登人生高山的路途上，一直有志同道合的人相伴。一个人，走得快；一群人，走得远。大家在一起，互相鼓励和扶持，见证彼此登顶。

晚上有咖啡馆一月一次的"股东大会"。大家三言两语讲完咖啡馆的工作后，进入闲聊天的阶段。

大黑说："三三，美莹那边刚起步，如果你资金不够，我可以向我老婆申请点经费，也算我入一股。"

我说："等我这个月签下培训合同，预付款到账后，我也入一股。"

三三说："有你们这句话就够了，其实周艳解决了货源问题后，美莹的前期投资并不多。费用主要集中在中期的一些推广费上，不过这些费用我们都可以量力而行。总的来说，这算低成本创业，这笔钱对我来说问题不大，不耽误我的生活。"

大黑正要开口，三三抢先说："打住，我知道你要说什么。我这次的决定并不是因为看好张美莹，我是相信自己，相信自己对市场的判断，相信自己有抵抗风险的能力。再说了，她是我姐，我也希望给她一个机会，让她真正地长大。她从小到大受到的打压多过认可，在她眼里，我就是那个别人家的孩子，你们别看她平时大大咧咧的，其实心里住了个瓷娃娃，一碰就碎。这次，希望她能如愿以偿，找到自己的价值，找到自信。"

干杯吧，大黑举杯，干了手中的美美茶。

三三的电话响起，她把手机放到桌子上，打开扬声器，说:"姐夫,对美莹的事,我该说的都说了。"

"三三,美莹不懂事,你还不懂事吗?她整幺蛾子,你不仅不劝着,还出钱,陪她一起整幺蛾子?你不是不知道美莹的性格,你相信她能坚持下去吗?这些年,她被裁员,孩子也没带好,在家待着就好了,怎么还折腾做电商?你觉得她是做生意的料吗?"

三三深吸一口气,然后大口呼出,对着电话那头说:"第一,如果她亏钱了,不花你一分钱,如果她赚钱了,你还能拿一份。第二,她是蛾子,还是蝴蝶(在幼虫期,蛾子和蝴蝶在食性、生长过程和整体外形上存在一定的相似性),需要时间来检验。现在你我都说不好,说不定她真的就破茧成蝶了?最后,我相信我自己,所以我相信美莹。"

说完后,三三用最快的速度挂断电话。

不久后,三三收到美莹拟定的协议书。关于投资的这笔钱,美莹写得很清楚。如果亏了,她会定期偿还给三三;如果赚了,她和三三六四分账。

看完协议,三三假装揉了下眼眶。我们没有揭穿她,但我们看得很清楚,她是在擦眼泪。她回复到:"姐,亏了,不用你还;赚了,你占八成,我占两成。"

美莹回复:"你不能占两成,你占三成,我占七成,成交。"

致：蝴蝶女士的一封信

亲爱的蝴蝶女士：

　　你好，我是美莹，是 5 年前的你，也是你一生的朋友。

　　希望你不介意，我自作主张，为你取名"蝴蝶女士"。

　　我从小就喜欢一切美的东西，喜欢妈妈的淡紫色纱巾，喜欢邻居小玲的木槿花裙，喜欢妹妹的粉色凉鞋，喜欢天空中造型奇特的云朵，喜欢被露珠滋养过的荷叶。

　　但我不喜欢自己。我的鼻头圆乎乎的，看起来好傻气。我的头发散开时蓬蓬的，只能梳成大粗辫子，两条辫子压得我头痛，还很丑。我总是爱脸红，所以常常低着头。我太容易紧张，常常手心出汗，又湿又黏。我遇到着急的事时说话就不利索，讲不清楚时就躲进被子里偷偷地哭。人多的时候，我就开始往后退，害怕走进人群中，但又渴望被人发现。

　　我妈妈话很多，但她总是在说别人家的孩子，还经常满脸羡慕。终于，我妈妈的话中开始有我，但好像从她嘴里蹦出来的我，浑身都是缺点，不见优点。所以，我更不喜欢自己了。

当我确认我不喜欢自己之后，我就盼着有个好心人出现，告诉我，他喜欢我。我在家人、亲戚、邻居和同学中找啊找，都没有找到这个好心人。后来我结婚生孩子了，我想，我的先生和孩子一定是喜欢我的。为了维持这份喜欢，我要更努力。刚结婚时，我先生说喜欢吃西红柿炒鸡蛋，我就想要一辈子都给他做。我变得更乖巧，听大家的话，孩子出生后，我就在家带孩子。后来我先生说我在家是大材小用，应该去赚钱。我就硬着头皮让三三给我找工作，我想让领导喜欢我，我不敢请假，每天小心谨慎地完成工作，哪怕我讨厌这种重复的生活。我不敢表达自己的想法，但我话里话外都希望他人能看见我的好。因为好的人，才容易被喜欢。

也许是芳妮和三三戳破了我的假努力，也许是太多的批评和否定把我压碎了，也许是那几夜我不再偷偷躲到被子里哭，而是坐在客厅的沙发上等待日出，也许是孩子的那句"我讨厌妈妈"，也许是我先生说他不喜欢吃西红柿炒鸡蛋了，也许是时间到了，我忽然萌生一个想法：为自己而活，爱自己所爱，我配得上美好。

早上在小区晨跑时，我总能看到花园里有许多花蝴蝶，它们自由、自信且美丽。

所以，我要称呼你为"蝴蝶女士"，寓意蜕变和重生。我要用 5 年时间去挣脱困境，塑造自己，追求所爱，活出自我。

5 年后的我不再需要等待好心人的喜欢，不再日复一日地做那个乖巧的好人，不再是那个躲到角落里又渴望被人发现的边缘人。我的目标不是功成名就，而是让内心丰盈；不是能够呼风唤雨，而是活得云淡风轻；不是日子一帆风顺，而是能触底反弹。并且，我一定会鼓励自己，无论多难，请咬着牙，坚持下去。

最后，愿 5 年后的蝴蝶女士能平静地对自己说："若没有作茧自缚的煎熬，何来破茧成蝶的美好？向内求，往前走，不回头。"

你一生的朋友：美莹

（我不懂自媒体，只知道，这封信发出后，美莹的社交账号收获了上万个点赞。只要是真情实感的内容，就会引发共鸣和认同。我也写下评语：愿蝴蝶女士，展翅飞翔。）

本章小结

本章出现两个关键词：自我价值感和自尊水平，两者相互独立又相互促进。

它们的底层联系是当一个人的自我价值感高时，自尊水平就会提升，最终，高自我价值感和高自尊水平可以形成一股合力，能促进让人不断成长、不断追求、不断突破的关键要素——配得感的生成。配得感是心理学上的一个术语，是指人坚信自己能得到某种东西或达到某种状态的感觉，也被称为自我信念感。这种信念感会深深影响人的行为和情感。

壹心理的联合投资人、心理学作家黄启团曾在《会赚钱的人想的不一样》这本书里写道：配得感就是一种你值得拥有某种东西的主观感受。

配得感低的人的心理感受为：我不好——我不配——得不到。

配得感高的人的心理感受为：我很好——我配得——要得到。

前文中，春枝的爱人季鹏会对春枝说，自己配不上她。尽管春枝已成为他的妻子，但他的潜意识里依然会有一种"不配拥有她"的心理干扰。于外，这种干扰会影响他对春枝的行为和情感反应。例如，他会回避春枝的情感需求，甚至对她进行语言攻击。于内，这种干扰会影响他的自我价值感、自尊水平和自信。所以，很长时间里，他都处在低价值感、低自尊水平、不自信、低配得感的状态中，一直被困在想要更好，却又不配得更好的痛苦中。

文中的另一个人物张美莹，一直以来用假努力的泡沫遮掩着自我价值感的不足。被裁员后，泡沫被戳破，她在挫败中不敢尝试求职，只好选择待在家里。可当她通过两段收纳经历，拥有一些自我价值感时，她的配得感也提高了，于是萌生了"自媒体电商大计"。

在生活中，配得感的高低决定了一个人的自信心。显然，配得感高的人更自信，更敢于追求和获得美好，并以此为信念，推动自我不断前进。

总而言之，我们可以按照以下两步来提高配得感，从而获得自信。

第一步，根据前文内容，分清有形的自我价值感和无形的自我价值感。我们可以把自我价值感分为两层来理解。一层是有形的自我价值感，它是一种具体化的表现。例如，你的房子、车、工资和其他收入等，都能直观地把你的付出以价值的形式体现出来。另一层是无形的自我价值感，它看不见，摸不着，是你内心的收获。例如，你获得了满足感、成就感和勇气。并且，请记住一个小窍门，当你的付出能直接帮他人解决问题时，你更容易获得自我价值感。你可以带着这种意识，在生活中多做能提升有形的自我价值感和无形的自我价值感的事情，从而获得更多的自我价值感。

第二步，根据威廉·詹姆斯在《心理学原理》一书中提出的有关自尊的公式：自尊＝成功÷抱负，试着减少抱负，减少期待。就如季鹏所说：甩开包袱（抱负），一身轻松。慢慢地，你也能提升自尊水平。

做到以上两步后，你的自信会大大增加，你便能更勇敢、更主动地掌控生活、信任他人，而这又能增加你获得成功的机会。

除此之外，下一节会分享更多提升配得感的方法。

配得感提升练习

第一，停止自我否定，开始自我肯定。

不用负面标签来描述自己，如"我不行""我做不到""我
不可以"等。要用正面语言来鼓励自己，如"我可以试试""我
是很努力的""我有自己的优点""能力可以慢慢培养"。

第二，停止自我限制，尝试自我挑战。

选择一件自己感兴趣、一直想做，但尚未尝试过的事情，
只需要去体会做的过程，不需要在意结果，并记录感受。

第三，培养好习惯。

例如，培养储蓄的习惯，每月定期存钱，资产的累积会促
进有形的自我价值感的提升。培养阅读的习惯，每月读一本书，
认知的累积会促进无形的自我价值感的提升。培养自我提升的
习惯，通过定期学习来提升技能，能力的累积会促进无形的自
我价值感的提升。

第四，保持社交，管理社交。

加入感兴趣或与自己职业相关的社群或组织，与志同道合的人建立联系。定期与好友进行交流，分享彼此的生活和心得。

第五，学会求助，借力发力。

一个人的力量是有限的，当遇到困难时，学会求助，借鉴他人的经验和方法来解决困难，走出困境。

照顾好情绪并与它共存

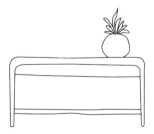

我们误解了焦虑

1

"妈妈，妈妈，妈妈，妈妈，妈妈……"闺女边整理书包，边喊着。

一，二，三，四，五……我纯属好奇，如果一直不答应她，她到底能喊多少声妈妈？

事实证明，她会一直喊下去。

"一声接一声地呼唤母亲大人，有啥吩咐呀？"

闺女："妈妈，周五要开主题班会，这次班会的内容是，跟情绪做朋友。"

我："恭喜你，又多了几个朋友。"

闺女："哎呀，你严肃点，主题班会上老师要拍照片的，这是件大事。"

原来在闺女眼里的大事是拍照片，并不是主题班会。

"行，妈妈严肃点，妈妈能为你做点什么？"

"老师说，我和另外四个同学要扮演不同的情绪，让我扮演焦虑。然后，她会教同学们怎么和我们（情绪）相处，成为朋友。可是我不知道什么是焦虑。"

"焦虑是一种情绪。"我这个成人化的解释太为难孩子了。

"那焦虑的情绪是什么感受？"

这个嘛……我挠挠脑袋，发现确实很难解释："容妈妈想想……"

我朝姥姥眨眨眼，姥姥秒懂，领着孩子去了卫生间，在卫生间里讲起了五指山的故事。姥姥可真机智，成功帮我打岔过去。

2

"芳妮，你忙完来咖啡馆，急需救场。"收到美莹的信息后，我从工作室赶往咖啡馆。

自从美莹开始自媒体电商大计之后，她每天都忙着写文章，改文章，复盘文章，乐此不疲，状态很稳定。偶尔遇到一篇文章收到很多点赞时，她还会美滋滋地跟我们分享，我隔着手机屏幕也能感受到她的自我价值感在往上攀升。

但是看着"救场"两个字，我三步并作两步地跨进咖啡馆大门。

美莹还是喜欢坐在靠窗边的老位置，她旁边的座位坐着一位女士。美莹转头看到我后，立刻起身，并且示意我原地不动。她快步走向吧台，一只手挽着我的胳膊，一只手捂住嘴，低下头，压着声音说："芳妮，我真是没招了，才这么着急见你。坐在那儿的是许姚，她是我的邻居，我们俩的孩子都在一个学校读书，她孩子两个礼拜都没去学校了。一大早，她就冲到我家来，说自己要疯了，在家和孩子相处就像干草遇到火，要燃了。她在我家说了快三个小时的话，我耳朵扛不住了，合计带她出门走走，她一边走一边又开启新一轮的说话。我们走着走着，就到了咖啡馆附近，我心想，还是让她跟你聊聊吧。"

说完，美莹用挽着我胳膊的手顺势拍了拍我的后背，她抿着嘴角，意味深长地点点头，好像在说："祝你好运，我的耳朵终于解放了。"

看来，我没有选择，只能接过美莹的重担。靠谱的大黑递给我一杯加冰块的橙汁美式。

"你好，许姚，我是芳妮。"成年人的初次联结都是从握手开始的。她的手心湿热，指尖却很冰凉，我略施小力，握住它，希望短暂的握手能让她感受到一丁点的力量。

"你好，你好，我之前就听美莹提起过你，她说你很会开导人。你看美莹现在越来越好了，我怎么办呀？我娃都不读书了。"

"那我们聊聊吧。"

"你等等，时间到了，我得先打个电话。"许姚拿着手机，快速在屏幕上滑动，然后拨通电话。

"刘老师，我是郭伟伟的妈妈，我今天早上给您发信息了，说下午放学后要给您打电话，我看您一直没有回我信息，就掐着点直接打给您了。主要是孩子两周没去学校了，我心里七上八下的，既着急又担心，您能不能跟孩子聊一聊呀？您是老师，孩子肯定听您的话，您开口了，孩子会去学校的。您也知道这孩子是个好孩子，就是懒，怕吃苦，您跟他说说吧，告诉他现在吃苦总比将来吃苦强……您看今晚，您跟孩子聊聊……喂，刘老师，在听吗？喂……哦……那您先忙，我晚点打给您。"挂了电话，许姚低下头。

"我给刘老师再发个信息吧，她忙完总能看到。"许姚自言自语着。我发现她打字的速度很快，几秒钟就编辑了一段文字，发送之后，一段绿底黑字占据了手机屏幕的三分之二。

许姚深吸一口气，又慢慢呼出。我看得出来，她在努力调整情绪，但双眼冒出来的心力交瘁感让人看着心疼。我肚子里有很多"当妈要淡定""遇事别慌张""关心则乱"等这些话，但我没有说。如果我闺女在小升初的节骨眼上两周不去学校，我能淡定吗？很难。我拿自己都做不到的事情去劝别人，心里没底气，也劝不出口。我能做的是尽可能地理解她的情绪和感受，耐心点，给她一些时间。人在兵荒马乱时，絮叨或许也是一种应对的方式。身边的人不能太着急地打断她，正所谓虚不受补。

"我该怎么办？孩子不读书肯定不行啊，他才 12 岁。"她的手，没有离开过手机，手机黑屏时，她会立刻操作让手机亮起来，瞟一眼屏幕，当手机再次黑屏时，她再次重复上面的行为。

"许姚，你看今天时间也不早了，你也出门一天了，要不要先回去给孩子做晚饭？我们可以换一个时间，慢慢聊。"在我看来，与其让她在这里坐立不安、心急如焚，还不如让她回去，当妈的人都懂这一点：出门一天了，肯定牵挂孩子。

"行，我是得回去了，到家后再给刘老师打个电话，这样孩子在旁边，我可以让老师直接跟孩子说话，把孩子劝回学校。"

美莹说："姚，别焦虑啊，咱们想办法解决问题，焦虑是不能解决问题的。"

"我不焦虑，大不了他不读书了呗，让他去工厂打工。"

"你说的都是气话……"美莹立刻接话。我给美莹比了一个手势，示意她安静，正确的话在不合时宜的时候说出，就会变成错误的。

晚上，美莹给我发来一张手机截图，图片显示许姚连续给她发了 23 条信息。

美莹感叹："我忽然想起来，有一天我心里七上八下、乱哄哄的，早上还没到 8 点，就到了咖啡馆，也是一连给你发了十几条信息。哎，我们帮帮她吧，芳妮，你给她出出主意，她需要帮助。"

"好，我们帮帮她，但不是出主意。"

"那是什么？"

"是倾听，倾听三原则：不打断，不评价，不着急给办法。"

"没错。"

"懂了。我就回复许姚'我在听，你慢慢说'。你之前就是这样回复我的。"

3

给学员上完线上课，我就到了咖啡馆。上午的咖啡馆里，悠扬的钢琴曲安安静静地播放着，空气中飘出一阵阵咖啡香。这个时间段，大黑总是习惯性地做手冲咖啡，从称豆子、磨豆子，到烧热水、冲泡萃取，整套动作一气呵成。大黑说，做咖啡是他热爱之事，喝咖啡是别人热爱之事，所以他只喜欢做，不喜欢喝。

积极心理学的奠基人米哈里·契克森米哈赖（Mihaly Csikszentmihalyi）在《心流》这本书中对心流的解释如下：我们在做某些事情时，那种全神贯注、投入忘我的状态，在这种状态下，我们甚至感觉不到时间的存在，完成这件事之后，我们会有一种充满能量且非常满足的感受。

大黑是在做咖啡吗？不，他是在感受心流。他全情投入，在萃取一滴滴咖啡的过程中获得沉浸式的享受，这样的咖啡肯定很好喝。而且每做完一杯咖啡，又能为他积蓄能量，让他的内心感到满足，在这种状态下，他又会投入下一杯咖啡的制作中。一杯，两杯，三杯……他做得快乐，客人喝得幸福。

我通常是咖啡馆的第一个"客人"，我尤其喜欢坐在靠窗边的位置。上午 10 点多，一片金黄色的阳光穿过玻璃窗，斜洒在我的左脸庞，一抹暖意和杯里的咖啡香交织着，扩散着……我浅酌一口咖啡，细细地品，慢慢地回味，不急不躁。

这时，今天真正的客人已经跨进了咖啡馆的大门。其实我早有所料，今天美莹会带着许姚来，但没料到，她们会来得这么早。

"哟，芳妮，你在呀！太好了，太好了。"美莹惊喜地跟我打招呼。

　　我也招手回应，合上笔记本电脑，开始深呼吸，用 20 秒时间腾空之前的思绪。空则能容，容则能懂，懂则能助。

　　"你好，芳妮，昨天不好意思，我走得有些匆忙。"许姚腼腆地说。

　　"大家都是当妈妈的人，我非常理解。"

　　"话是这样说，你孩子跟我孩子的情况不一样，你怎么能理解呢？"许姚眉头上提，目视远方。

　　"我能感受到，你很焦虑。"

　　美莹立刻顺着我的话说："你看，我昨天就说了，你就是焦虑了。孩子去学校这事急不得，真的急不得。"

　　尽管许姚在努力克制，但不满的情绪还是藏不住的。她急了，说道："你这是站着说话不腰疼。再说了，我不觉得我焦虑，我……我是着急。"

　　"姐姐们，看看想喝点啥？对了，店里有刚送来的新鲜蛋糕，我去给你们拿两块，这是免费的哦，由店里赠送。"屈拿着菜单走过来了，她有察言观色的本领，发现气氛不对，赶紧打岔。

　　美莹连忙笑嘻嘻地说："对对对，大家先吃点蛋糕、喝点饮品，然后慢慢聊，许姚，你快看看想喝什么。"

　　"我去一趟卫生间，你们点吧。"

美莹望着许姚的背影，压着声音说："哎哟喂，太难了，倾听三原则？我听得胸口发闷，喘气都费劲。你听她说话的语气，像你欠了她200万元。咱这也够意思了吧，一门心思帮她，她倒好，油盐不进。明明是为她好的话，愣生生被她听成了别的意思。她以前也不这样，现在跟变了个人似的，咋回事呀？"

"因为，她误解了焦虑，焦虑让她变了形。"

"啥？"美莹瞪大了眼睛。

"嘘……"我的眼角余光看到，许姚正朝我们走来。

她刚坐下，就拿出手机问："你们说，我要不要再给刘老师打个电话？我还是想让她跟孩子聊一聊，昨晚刘老师给我回复了信息，说她之前在学校也跟孩子聊过几次，但没有什么效果，孩子只是点头，也不说别的。现在孩子在家里，也许刘老师再跟他聊聊，就有效果了。"不等我们回答，她就拨通了刘老师的电话。

"喂，刘老师，真是不好意思，我……呀，太不好意思了，那……那我不打扰您了，您忙您忙。"原来，刘老师家里有老人生病了，她最近也请了假，没去学校。

许姚放下手机，低着头，左食指在鼻头上摩擦着。一滴两滴……泪水滴在左手食指上。美莹把纸盒推到她的手边，轻轻抚拍着她的肩膀。

"我也不知道到底怎么了，在家里，我一开口刚说两句话，孩子跟他爸就开始不耐烦。可我心里急啊，12岁的孩子，怎么能不读书了？他以后的日子该怎么过？就算打工，他也没地方去呀！他以后的日子肯定过不好，这辈子就完蛋了。"

美莹说："你这是以偏概全认知，根据孩子的一个行为和一段时间的状态，就给孩子扣上了'一辈子都过不好'的帽子。"

许姚烦躁地说："啥全不全的认知，我不管，孩子就是要读书。"

我说："我赞同这一点，孩子太小，还是要读书。"

许姚带着哭腔，点点头，说道："他们说孩子不读书也有出路，这是因为事情没落到他们身上，劝人的话都是不过脑的。这么小的孩子，不读书就是没有出路。"

我说："那咱们想想，怎么才能让孩子读书？"

许姚又急了，说道："我哪有办法？孩子不听我说话，整天就待在自己的房间里，我就指望刘老师能劝劝他，结果，刘老师……我根本没有办法。要是有办法，我还能这么着急吗？"

美莹说："我有个办法，今天我儿子放学后，我领着他去你们家，让他跟伟伟一起玩会游戏，聊聊天，打听下伟伟到底咋想的。"

我点点头，表示赞成。同龄人跟同龄人之间的语言是相通的。

许姚反对，说："两个男孩子能聊出什么？他们在一起只会打游戏。"

美莹接着说："那我去跟伟伟聊聊，这孩子也算是我看着长大的，而且他挺懂事的，应该不会拒绝跟我聊天，我去试试呗。"

许姚再次反对说："他都不愿意跟我说，能跟你说？你还说他懂事，懂事的孩子能不去学校，天天待在家里吗？"

美莹正要开口，但被我抢先一步："行，听许姚的，我们再想想办法。"

许姚看了下时间，起身说："我得回去了，得给郭伟伟做饭了，否则他又让他爸点外卖，外卖那种东西既不卫生又不营养。"说完，许姚急匆匆地就要走。

"许姚，包，你没拿包，还有手机，把手机装包里。"美莹不放心，送许姚下楼，给她叫了车，直到她坐上车，美莹才终于松了口气。

4

回到咖啡馆，美莹坐在吧台边哀嚎："大黑呀大黑，快给我做一杯手冲咖啡吧，让我醒醒脑，你看我这黑眼圈是不是跟国宝一样了。"

"你这黑眼圈可不好跟国宝比，国宝的黑眼圈是可爱，你这是可怕。昨晚干什么了？熬夜写文章呀？"

"去去去，我才不会为了写文章牺牲睡眠。昨晚许姚给我发信息，发到了凌晨两点多，她说来说去，就是三个点。第一，娃不乖；第二，娃不听她的话；第三，娃不乖，又不听她的话。关键是，芳妮让我启动倾听三原则，为了遵守这三个原则，我那一肚子的话都憋在胸口，堵得慌。"

我端着刚才一口没吃的两盘蛋糕，坐到美莹身边，用勺子挖了一大块蛋糕送到嘴里，蓬松香甜的蛋糕与浓郁的奶油在牙齿的搅动下完美融合，不得不说，春枝做蛋糕的技术越来越好了。问世间，何为治愈？不过就是把一口美食吃进肚子里。

"来一口不？美莹女士。"

美莹端起一盘蛋糕："一口怎么够？我得吃一盘。"

美莹三下五除二地把一盘蛋糕吃下肚，这时，大黑正好递上咖啡。

"有你们真好，如果那个时候不是你们拉了一把乱糟糟的我，可能我就是今天的许姚了。"

我说："既然我们这么好，一会儿给我们点一份既'不卫生'又'不营养'的外卖吧。"

"点，使劲儿点。不过芳妮，今天你说许姚误解了焦虑，焦虑让她变了形，这是什么意思？我听不懂，你再给我讲讲呗。我理解能力差，你讲简单点，我怕我听不懂。"

"屈，麻烦帮我找一些废纸，越多越好啊。"我打算尝试一次情景式体验"教学"。见我搓出一堆废纸团，他们疑惑了。我捧着废纸团，往后退了几步，潇洒地扬起手臂，轻松一投，投到美莹的右侧手臂，接着，投到她的后背，然后，投到她的侧腰。美莹从一脸迷惑，到左右躲闪，我追着她投纸团，她继续躲闪，我继续追着她投，她躲得越快，我投得越快。

"咋回事呀？小芳妮，为啥要砸我？你这是吃蛋糕，吃坏脑袋了吧？"美莹一边叫嚷，一边往门边躲，"你这是咋回事呀？你这是干什么呀？你不要拿纸团砸我，快停下来……停下。"

我再次抓起一叠废纸，搓了一个更大的纸团。纸团越大，威力越大，我的气势越足。美莹左右手臂一通乱划，企图守护她的脸，一边往后退，一边嚷道："你为啥朝我扔纸团呀？你疯了吧……不要再砸了，快停下。"

我没有停下，她也继续躲闪，直到她被气势汹汹的我逼到了墙角的靠椅边，她低头看着靠椅，用臀部去触碰椅子，她是打算侧着身子坐进椅子里。从我的视角来看，她的身体扭曲了，变形了。我缓慢逼近她，双手捏着纸团，打算投向她，她这时消停了，不叫嚷了，好像在思考什么。

忽然，她朝吧台喊道："大黑，屈，快来帮我，芳妮真的在发疯了。"

大黑跟屈一起回应道："我们也不敢过去，帮不了你，你自己解决。"

没想到，美莹突然猛地从腰部抽出一个大抱枕，这个抱枕还是我买的——60厘米×60厘米的正方形大抱枕，里面装了足斤足两的鸭绒，我当时就想着抱着它时有沉甸甸的手感。美莹举起抱枕，左右晃荡，她在等，等待一个时机，然后精准投掷，一旦投掷成功，我的头就要遭殃。

我赶紧举起手，做出投降的姿势："停，停，美莹，我认输了。"

大黑忽然吼了一声："懂了，懂了。"

"你懂什么了？"美莹还没完全回过神来，气呼呼地走到我跟前，拍了拍我的后背，忽地大笑起来，"你到底在干什么？"

"我自己扮演焦虑，你不是听不懂吗？那我就让你看得见，是不是很生动？让你情景式地体验焦虑，这样你就能理解许姚了。来来来，你带着刚才的感受，回答我几个问题。"大黑和屈也凑了过来，三个人排排坐，竖起了耳朵。

"你被一个又一个废纸团砸中，是什么感觉？"

美莹想了想说："痛感不强，但我就是觉得不舒服，忍不住左躲右藏，无法直视那些纸团，心有不安、烦躁，有紧张，有愤怒，有委屈，有担忧，还有点恐惧。所以，这就是焦虑的感觉？许姚肯定也是这种感觉，但她不认可这是焦虑，才会再三反驳我们。"

我继续问："我一直拿纸团投向你的时候，你做了什么？"

"我好像没做什么，就一直在那里自顾自地絮叨和叫嚷，说你疯了，脑袋坏掉了，质问你为什么要这么对我，想让你停下来。"

美莹忽地拍拍手，像是为自己鼓掌，说："我明白了，所以许姚之前就是这样，一直在不停地絮叨。"

心理学上关于焦虑的解释：对于未来发生的不确定的事感到担忧，长期被这种担忧困扰就会感到恐惧。焦虑的字面意思很好理解，但在生活中，很多人没有意识到自己是焦虑的，只是觉得自己是担心，是着急，还觉得很委屈。我观察过很多人，包括我自己，在焦虑的时候，大脑像被一团毛线缠绕着，无法思考，内心好像有无数小虫在爬来爬去，痛感虽然不强，但惹得人心烦意乱、心神不宁。这时候，他们静不下心，也听不进去劝告，更多是想找人说说话。

对焦虑的人来说，倾诉是第一需求，至于安慰和劝告，还有各种建议统统要往后排。

我继续问："你再想想，接下来你又做了什么？"

"我发现躲不过去了，就开始求助。"美莹看向大黑和屈。他俩尴尬的笑容，僵在脸上。

"我步步逼近，你侧身坐进靠椅里，你的身体开始扭曲变形，你这么做，是为了什么？"

"保护自己啊。当时，你是那种不干倒我就不罢休的状态，我肯定得躲啊，扭曲变形算什么，自保才最重要。"

"对，那个时候，你的意识就是自保。那你再想想，你是怎么反败为胜，让我认输的？"

美莹又开始思考，慢吞吞地说："我当时觉得，躲进靠椅也没用，你还在靠近，叫嚷也没有用，你不会停下，我得想办法反击，我得收拾你。我迅速用眼睛扫了一圈，腰部的抱枕提醒了我，我也可以砸你，就用这个大抱枕。结果，你怕了，认输了。"

"那如果，你当时没想着反击，还继续等大黑他们来帮你，或者一直叫嚷喊停，会怎么样？"

"那你肯定不会放过我啊，你这大块头，肯定扑过来，抱着我，一边摇晃，一边问我服不服。我就会说服了服了，我认输，你赢了。"

美莹讲完，豁然一笑，并对我竖起大拇指，感叹道："妙哉妙哉，我悟了。许姚正在躲避焦虑，处于变形期。"

时间刚好，既"不卫生"又"不营养"的外卖到了，大家开始认真"干饭"。

美莹这顿饭可没少吃，加上不久前吃的一块蛋糕，她用手指弹弹肚子，说："我吃多了，今天的减肥又失败了，我可能真的瘦不下去了，要完蛋了，余生就是个胖子。"

"美莹姐，你焦虑了。你开始自顾自地絮叨了。"屈一脸认真地说。

"人生处处是焦虑啊。"美莹感叹。

我说："正因为处处是焦虑，你才会勇敢地拿着大抱枕，正面反击。"

美莹说："不要一直躲避焦虑，它不是来惹人心烦的，不要误解它，它是来喊醒我们，告诉我们不要一味左躲右藏，要直面担忧，直面恐惧，主动反击，干掉它。"

大黑说："原来，焦虑正在使人变强。"

5

第二天，大黑在群里发了这样一句话：快去看美莹最新更新的文章，爆了爆了，万人点赞，千人留言，速去观看！！！

文章标题： 何为焦虑？被砸废纸团后，大彻大悟

文章内容： 通过最近身边好友的案例，加上芳妮老师亲自扮演焦虑，以废纸团为教具，我对焦虑有了全新的认知。具体分享如下。

第一，当我们遇到一些事情，觉得它会朝着不好的方向发展时，或者我们对未来不确定的事情感到担忧时，我们的内心就会产生焦虑。

第二，我们常常不能清晰地觉察焦虑，所以会陷入焦虑而不自知。然而，焦虑感就像身体被一个个废纸团砸中，痛感不强，但人就是觉得不舒服，忍不住左躲右藏，无法直视前方，心有不安，有紧张，有愤怒，有委屈，有担忧，还有点恐惧。所以当你内心有以上感受的时候，你要坦诚勇敢地告诉自己：我焦虑了。

第三，在焦虑的第一个阶段，我们会自顾自地絮叨，根本停不下来。这时候，我们根本听不进去他人说的话，会忽略他人的好意，当然，也会有人被我们的絮叨吓跑。

第四，在焦虑的第二个阶段，我们试着求助，希望有人能帮我们摆脱这种情绪。这时候就要看有没有人愿意帮我们了，有人帮忙当然是好事，没有人帮忙也没关系，因为我们会进入下一个阶段。

第五，我称焦虑的第三个阶段为"自救"期。我们会渐渐变得冷静清醒，会主动寻找资源和方法。我们会专注于自己，不外求，靠自己，全力"自救"。我不敢保证每一次自救都能成功，但每"自救"一次，我们会勇敢一次，痛快一次。

最后，我借大黑老弟的一句话收尾：焦虑正在使人变强。

第1个留言的人居然是许姚，她写道：我懂了，我一直在第一、第二、第三、第四之间来回跳动，一直听我絮叨的你们辛苦了，我想，我该开启"自救"模式了。

第6个留言的网友写道：忽然想拥抱内心的焦虑，原来，你在努力地提醒我，靠外人是运气，靠自己是能力。

第9个留言的网友写道：正在被废纸团暴击中……准备启动"自救"。

第10个留言的网友写道：正在被废纸团暴击中……楼上的，给你和自己打打气，准备启动"自救"。

第17个留言的网友写道：过去，我讨厌自己的焦虑，更羞于告诉别人，今天，我告诉自己，焦虑不是来打垮我的，它是来提醒我，支棱起来，去求助或"自救"。

第28个留言的网友写道：不再误解焦虑，与它共生，借它变强大。

第76个留言的网友写道：焦虑，你来了，我变强，你再来，我更强。

第88个留言的网友写道：马上转发给闺蜜，希望她能接受我的帮助，我想陪她"打败"焦虑。

第107个留言的网友写道：刚刚完成"自救"，很痛快。

第238个留言的网友写道：我让妹妹用废纸团砸我，她一脸迷茫，但她很配合，原来焦虑没那么可怕，不就是个废纸团嘛，干掉它！

第352个留言的网友写道：焦虑是来推动我直面恐惧、解决问题的。

第520个留言的网友写道：敬焦虑，敬自己，敬明天。

6

此时，美莹和许姚正坐在我的对面。我低着头，不想让她俩看到我涨得发红的脸蛋，吞吞吐吐地说："特别不好意思，这种投掷废纸团的情景式体验'教学'是我临时想到的，还不成熟，让你们见笑了。"

"嗯，你的这套情景式体验'教学'确实还有很大的提升空间，接下来需要好好打磨和优化。"美莹变身美莹老师。

"好的，谨遵教诲，我也会继续自我提升的。"接受完批评，我才敢抬头与她对视。

"我觉得挺好的，特别通俗易懂，我这个 42 岁的人，这次是真的懂了什么是焦虑。我就跟那位留言的网友写的一样，知道自己在焦虑，但是羞于承认，好像焦虑的人都是弱者。今天，我就要跟你们坦坦荡荡地聊一次。"许姚说道。

"那不行，今天除了聊天，你还得请我们喝茶，大黑，我们要加量不加价的美美茶。"美莹每次点美美茶都有一种自豪感。

"芳妮，美莹，我以茶代酒，感谢你们。那我开始了，最近我很焦虑，不……不是最近，是孩子读小学以来，我总是很焦虑。我常常看到网上各种专家说，焦虑的妈妈会逼疯孩子，所以，我不敢承认自己焦虑了。可是你们说，12 岁的男孩不读书，整天待在家里，当妈的能不焦虑吗？我这心里，就像有一只兔子在蹦来蹦去，不消停。我就想找人说话，这几天，美莹的耳朵受罪了。其实，你们给过我办法，但我好像在身体前装了一个盾牌，你们递过来的办法都被我的盾牌弹回去了。"

"昨晚我想了想，其实我的前领导也给过我一些优化工作的方法，这些方法估计也是被我的盾牌弹回去了。芳妮，是不是人在焦虑中都会有盾牌？它的存在意义是自保。"美莹问。

"人最大的能耐就是自保，保护自己不受伤害，专业术语叫防御机制。当我们被某种情绪困扰时，自保就更加明显，它想保护我们不受情绪的伤害。但过度自保就有可能出现回避，一旦开始回避情绪，我们可能外表看起来风平浪静，但内心已经波涛汹涌。"

我刚说完，许姚立马说："我以前经常是这种状态。不过，我今天内外都很平静，那么，接下来我该怎么做呢？"

许姚从包里掏出一个崭新的粉色笔记本和一支现拆封的笔，而美莹更夸张，拿出一支录音笔，说要录下我的话作为写文章的素材。我喝了口茶，咳咳几声，清清嗓子。

"既然已经意识到并承认自己焦虑了，那么咱们开始玩'六问六答'"。

第一问："许姚，你到底因为什么事而焦虑？"

许姚答："12岁的男孩两周不去学校，在家吃喝玩乐，这让我很焦虑。"

第二问："你认为让你焦虑的事往后发展的最坏结果会是什么？"

许姚答："孩子不读书了呗，天天在家游手好闲。"

第三问："为了避免最坏的结果发生，你现在可以做点什么？"

许姚答："首先，让美莹的孩子去跟郭伟伟聊聊，打听下他在学校是不是遇到啥困难了。其次，孩子不去学校，不代表不能学习，郭伟伟的成绩确实一直不太好，他基础薄弱，我可以陪他在家里制订学习计划和听课，等孩子学扎实了，觉得读书没那么吃力了，有点信心了，或许就回学校了。最后，等刘老师忙过这一阵儿，我还是想请她跟孩子聊聊，有的话，孩子可能更愿意跟老师说。"

第四问："关于这些做法，马上开始做和明天开始做，哪个能减缓你的焦虑？"

许姚答："当然是马上做！"

第五问："如果你在尝试这些做法时遇到困难了，你要怎么办？"

许姚答："再想别的办法，我可以问你们，总之，办法一定比困难多。"

第六问："你现在的心情如何？"

许姚答："激动，内心澎湃，就想撸起袖子干。"

我说："很好，担忧未来使人焦虑，关注当下使人澎湃。恭喜你，许姚，你已经找回状态，知道该怎么做了。好，散会。"

如何打败叫情绪的小怪兽

1

星期一上午的咖啡馆，冷清，清冷，半天不来一个客人。

丁零零……电话响了，我妈打来的。

"现在能帮我预留四张桌子吗？我们半个小时后到。"

"母后大人，就凭我们咖啡馆的人气，估计你现在只能预约两周后的位置了。"

"是吗？你们咖啡馆这么火？那好吧，下次有需要我提前预约。"

"妈，妈，妈，别……别着急挂，这不是有你闺女在吗？四张桌子是吧？我一句话的事，给你办了，你直接过来就好了。"

噔噔噔……高跟鞋的声音此起彼伏，逐渐靠近。我、大黑和屈三人立马冲到门边，准备迎宾。

"欢迎光临。"鞠躬，鼓掌，我根本不用喊预备起，大家默契十足。

"哎哟喂，我们享受这么高规格的接待呀，孩子们太客气了。"正在说话的是妈妈相识 40 年的闺蜜，我叫她黄姨。一起来的还有王姨、陆姨、小玲姨、周姨……

"你给我们这群老姐妹预留的位置在哪里呀？"这是我妈第一次来 30 楼的咖啡馆，进门后，她的眼神就跟无人机似的，开启 360 度环绕探查。

"妈，你再装就没意思了啊，料事如神的你，不就是算到每个周一的上午，我们门可罗雀，才给我打电话的吗？"我苦笑着说。

"姨们，大家想坐哪就坐哪，想喝啥就点啥，甜品可以随便点，反正，我妈请客。"我看着母后大人，得意一笑。

也不知道从什么时候起，我妈跟她的老姐妹们办起了读书会。每周一，她们必相聚，至于读不读书，好像不是主要的议题。用我妈的话说，生活就是一本书，要花一生的时间，细细读。

我站在吧台，远远望着她们，阳光下，妈妈眼角的纹路被照得晶莹剔透，黄姨两鬓的发丝也泛着银光，她们当中最年轻的小玲姨，嘴角也已出现下垂的痕迹。

妈妈的这些姐妹们都是她单位的同事。她们一生只做一份工作，她们之间的友情一旦建立，便是一生。她们的婚姻一旦确立，便也是一生。好像在她们的世界里，一生这个词，是一个基本的时间量词。

我29岁那年，有一种莫名的年龄焦虑，害怕衰老，害怕30岁。29岁生日那天，妈妈说，<u>时间会在你的脸上划出一道一道的细纹，但也会给你一箩筐一箩筐的智慧。请用这些智慧好好生活，一生很长，不要着急。</u>

我听不清她们在聊什么，但是妈妈今天真的拿了一本书，书名叫《我们仨》。我趁着送蛋糕的机会，想跟她们聊聊。然而，凑在妈妈身边的我有些格格不入，我还是站在吧台老老实实地远观吧，看着她们认真讨论，看着她们轮流朗诵，看着她们哽咽、沉默，也看着她们笑到皱纹堆满脸庞。

送走各位姨后，妈妈让我跟她聊几句。她脸上的表情让我想起了当年她开完家长会回家的样子。

"怎么了？对今天的服务不满意？"我试探地问。

"要不是你爸之前送车过来时看到你这里冷冷清清的，你估计也不会跟我们说咖啡馆的情况吧。"

"这咖啡馆怎么了？这是周一——工作日，大家都在认真上班，哪有时间喝咖啡？你等到下班时间，客人都乌泱泱地进来。"我昂着头，自信满满地说。

"现在几点？"

"12 点半。"

"这还不算下班时间？"

我，哑口无言。

"以后，每周一上午，我和姐妹们都在这里开读书会，你不用给我们打折，该怎么算就怎么算。我们还是有这个消费能力的。对了，等你这里的生意好起来了，我们就换地方，不影响你们营业。"

我故意扮出一个感动的表情，说："妈，你真可爱。"我将头低下，靠在她单薄的肩膀上。感动的表情是扮出来的，但眼眶里的泪水是真实的。

我逗她："《我们仨》这本书，你真的读完了吗？"

她反问我："书一定要读完吗？读书，如果能读到一句装进心里的话，这本书就算读完了。"

我问："哪句话装进你心里了？"

她答："人间没有单纯的快乐。快乐总夹带着烦恼和忧虑。"

她又说："时间不是金钱，时间是生命。"

她好像还有一句话要说，但没有说出口。

我看着她，捧起她的脸，就像我小时候她捧起我的脸一样，夸赞道："行啊，您一开口就文绉绉的，不愧是'文艺范'老太太。走，请您吃饭，您别给我省钱，楼下的牛肉面和小菜随便点。"

2

我妈的电话响了，不用猜，百分之百是我爸，她嘟囔道："哎呀，忘了告诉你爸，我不回去吃了，他还在家等我呢。"

"喂，我吃上了，你别等我了，赶紧吃吧。"

电话那头传来一声咋呼，我不用猜就知道，紧接着就是一连串带着抱怨的絮絮叨叨。我妈娴熟地把电话放在旁边，继续吸溜面条。一根面条下肚后，时间刚好，只见她慢悠悠地拿起电话说："我真是太糊涂了，还好你这一天天不跟我计较，就你对我最好，比闺女对我都好。我一会给你打包牛大骨回来，那我挂了，一会儿见。"

我整个人愣住了，这还是我妈吗？想当年，我妈那脾气比火爆毛肚还火爆。

"孩子，我早跟你说过，年纪长，智慧长，以前动怒大吵，伤己伤人。如今，我早就更换了战术。"

"所以，你的战术是？"

妈妈放下筷子，擦擦嘴，补了口红，说出四个字："以柔克刚。"

我佩服不已，一口气喝了半杯冰可乐。

"用你们年轻人的话说，我跟你爸这辈子就是在互相治愈，你没有发现吗？跟过去比，现在我跟你爸的脾气都变平和了，虽然我们也会拌嘴，但不是大动干戈地吵架了。所以啊，唯有爱，可以治愈一切。"

我卷起袖子，把胳膊摆在她面前："老妈，你看看我这鸡皮疙瘩。"

"你总是能把天聊死，赶紧给你爸打包一个牛大骨，不，两个，他爱吃。"

"牛大骨要趁热吃，我开车送你回去吧，保证让我爸吃上热乎的。"

打开门，我看见我爸一个人在餐桌前吃着已经坨成一团的面条，立刻拿出热气腾腾的牛大骨说："爸，我专门给你打包回来的，这大骨头特别入味，你快尝尝。"他瞅瞅我身后，硬生生地问："你妈呢？"

"我妈没丢，她在楼下给你买萝卜，说晚上给你做萝卜丝，让你败败火！"我辛辛苦苦给他送牛大骨回来，这老头一个笑脸都没有，就知道问我妈。

"对了，爸，一会儿你吃完，给我拿一下我工作室的备用钥匙，我钥匙丢了。"

"你从小到大丢了多少把钥匙了？ 40 岁的人了，连把钥匙都看不住，你知道丢钥匙的风险有多大吗？"

"我是快 40 岁，不是 40 岁。"

"你 40 岁了，还顶嘴？"

"我都 40 岁了，你还说我？不对，我是快 40 岁，快 40……"

"钥匙丢了是大事，万一有人捡到……"

"捡到会怎么样？难道他跑到我工作室，打开门，偷个精光？你这是典型的灾难化思维，遇到一点小状况就要想象成一场灾难。"

"你别跟我说什么思维，你就是丢三落四的思维。"

"吵什么呢？我在走道上就听见你们父女俩的声音。"

"老妈，你不是说用爱治愈了我爸吗？我就弄丢了一把钥匙，他就说难听的话。从小到大，只要我出点小纰漏，他就要数落我，指责我，说难听的话。"

"我这是提醒你——一天到晚丢三落四的'马大哈'。"

"有你这么提醒的吗？你就是不敢承认你说话难听。"

我妈打断我的话，说道："你以为你说话好听吗？我不是跟你说了要讲究战术，你这么快就忘了？"我妈朝我挤眉弄眼，我懂她的意思。她的话也对，我跟我爸争论个什么劲儿，要不是当时他有心给我留了一把备用钥匙，我现在还得花钱找个开锁师傅，开锁花钱，换锁还得花钱。这么一想，他还帮我省钱省事儿了呢！

"爸，你别生气了，你最有心了，还想着给我留备用钥匙，谢谢你哦。"

我爸没说话，埋头开始用力撕着牛大骨上的肉："我一会儿就去给你拿备用钥匙。"

看着我爸用手撕牛大骨，我才想起来，前几天，他说有颗牙松动了，现在应该是啃不动了。

"爸，撕不下来就别吃了，回头我给你买酱牛肉，钥匙的事不着急，我得赶去上课了。"我急匆匆地出了门，看着我爸撕牛肉的样子，胸口发紧，鼻头发酸，心里发疼。那个当年把我扛在肩头一口气走三千米不歇脚的老爸，现在居然连牛大骨都啃不动了。

下课后，我看到爸爸发来的信息："我给你的工作室换了密码锁，密码是你的生日。你下课就回家吃饭，你不爱吃萝卜丝，我给你做了凉拌皮蛋。"

唯有爱，能治愈一切。整个下午，我的耳边不断回响着这句话。

3

周艳慌慌张张地冲进咖啡馆，四处张望，问道："阳阳来这里了吗？"

"阳阳？他没来啊，他这个时间应该在拳馆呀。"

"他今天就没去拳馆，老师刚给我打电话了。"

"你不是不管多忙，每次都会亲自送他进拳馆吗？"

"我今天吼了他，一生气，就把他丢到楼下，让他自己上楼，我开车掉头走了。结果半路上老师就给我打电话，说等了半个小时也没看见孩子。"

"你怎么又吼他了呀？"

"我……我……控制不住自己。"周艳已经急哭了。

"好了，别说了，我们先找孩子吧。我去物业看看监控，你们两个分头去找，注意手机通畅，保持联系。"大黑说完就朝物业跑去了，我跟周艳也跑出门，左右分道，各自寻找。

周艳的孩子叫阳阳，是个 11 岁的男孩，圆脸盘，圆鼻头，大浓眉，虎头虎脑的，不爱笑，话很少。我见过他这么多次，他每次都是点头，礼貌性地微笑，招手，再礼貌性地说再见。有一次，我跟周艳在聊天，他双手放在大腿上，捧着手机，一直埋头打游戏，忽然，他眼盯游戏，头也不抬地说了一句："芳妮阿姨，你说话听着真舒服，语速不快，声音不大，不像有些人，说话又急又躁的，听着就烦。"这是他说话最多的一次。

这个孩子能去哪儿呢？这个年龄段的孩子虽然懂事，但容易冲动，尤其是情绪上来时，我真怕他离家出走。希望孩子只是贪玩，在附近溜达溜达后尽快回家。

我和周艳围着大楼找了一圈，问了所有遇到的保安，还有身边的路人，大家都说没有看到这个孩子。周艳瘫坐在长椅上，垂着头，一边擦眼泪，一边咬牙切齿地说："这孩子，等我找到他了，打断他的腿。"

这时，阳阳爸爸已经赶来了，大黑也从物业办公室打来电话，说："监控显示，阳阳走进了大楼，而且到现在没有出来过。也就是说，他一直都在这幢大楼里。"正当他们商量是否要报警时，我忽然想到一个地方。

2 号楼的五楼是一个美食广场，那里算是 1 号楼和 2 号楼的公共食堂，周末在那里吃饭的家长和孩子有很多。所以，美食广场后面有一个游戏区，里面有很多投币游戏机，我闺女曾在那里玩过抓娃娃。

我们三个一路小跑，不巧赶上午饭时间段，坐电梯的人实在太多，我们等不起，又一口气跑上五楼。周艳跑在最前面，冲开人群，穿过美食广场，果然，孩子就在那里。他正站在一个赛车游戏机旁边观摩，还给玩赛车的孩子加油。眼看周艳就要加速冲过去，阳阳爸爸赶忙抱住她，压着声音说："周艳，不要吼，不要动手，回头孩子又跑了，忍一忍。"凭我对周艳的了解，这样的提醒是非常有必要的。

原本，我不该插手太多，毕竟他们才是孩子的父母，但我又顾不了那么多，我说："可不可以让我先去跟孩子聊一聊？你们先在这里等我，但最好别被孩子发现。"

阳阳爸爸犹豫了，看向周艳，周艳点了点头。他才说："也行，但你要盯住他，不能让他再跑了。"

我迅速调整呼吸，擦干额头的汗水，尽量不让孩子觉得，我是专门跑上来找他的。

"阳阳，这么巧，你也喜欢玩这个？"我故作镇静，用了孩子同款的礼貌性微笑，然后转头盯着游戏机屏幕里的赛车，身体跟着摆动。

"我刚吃完饭，过来消消食，没想到遇到你了，要不咱俩比一局？"我指着旁边的双人赛车游戏机。

"芳妮阿姨，我就没玩过这个，跟你比，我肯定输。"阳阳眼巴巴地看着那台机器。

"巧了，我也没玩过，就是看它挺有意思的，咱俩试试呗，新手对新手。"

我投币后，他示意我系上安全带，三秒倒计时后，游戏正式开始。阳阳紧紧盯着屏幕，身体绷直，右脚踩下去，又松开一些，再踩，接着头和身体一起向左边倾斜，又快速回正，右脚再踩，加速，阳阳的车一跃腾空，他的头跟着上扬，脸上露出了笑容。跑了四圈，阳阳赢了三圈，结局显而易见。

"我认输，甘拜下风。"我朝他竖起大拇指。

阳阳的额头冒出三两颗汗珠，他满脸通红地问："阿姨，你是不是故意让着我？"

"请相信你的实力。对了，悄悄告诉你，阿姨考了三次才拿到驾照，你要保密哦，不许说出去。"

阳阳主动伸出那只正在冒汗的右手，我们握手，他点点头说："保密。"

这时，我的手机收到两条信息，都是周艳发的。第一条："怎么回事？你还跟他玩起来了？我这气得血压都飙升了，我去咖啡馆歇一歇。"第二条是她转账了 200 元。"好，你在咖啡馆等我。"我回复后，点了转账退还。

我关掉手机，问阳阳："还想玩吗？"

"不玩了，这挺花钱的，玩一次就够了。"这时，阳阳肚子发出咕咕的声音，他尴尬地埋下头。

"咱确实不能再玩了，因为你的肚子提醒你该吃饭了。"

我们走回美食广场，炒饭、炒粉、卤肉饭、麻辣烫……各种香味一阵阵地灌进我的鼻腔，刺激唾液分泌，我咽了咽口水，才想起来自己也没吃午饭呢。

可是我们来回走了两圈，阳阳都没挑出想吃的食物。

"都不合你的胃口吗？"我问他。

"我……我可以吃麻辣烫吗？"不得不说，这也是我的心头好啊。

"当然可以啊，吃。"我俩激动地拿着菜盆开始挑选。

"我妈平时不让我吃，说这些都没营养，我上一次吃好像是去年了。平时阿姨做什么菜也得经过我妈的同意，我吃的都是低盐低油的食物。"

"可是我吃过你妈做的牛肉三明治，特别美味。"

"再美味也不能天天吃啊。我妈连续做了一个礼拜的三明治，她在我的三明治里放了很多生菜，我最讨厌生菜的味道了。"

我看了看他菜盆里的生菜，阳阳瘪瘪嘴，说："吃蔬菜对身体好，得吃。"说完，他朝菜盆里丢了三个牛肉丸。

"芳妮阿姨，我今天没去上拳击课，我妈肯定在到处找我。"孩子边嚼牛肉丸边说，"所以，你也是专门来找我的吗？"

"你怎么看出来的？"

"我是孩子，但是不傻。你们大人喜欢自作聪明，但做起事来漏洞百出。"

"哪里有漏洞？"

"你不是吃过午饭了吗？怎么还能吃这么多？"阳阳指了指我的碗，确实，里面除了汤，再无其他。

"你不用害怕，一会儿见到你妈，向她道个歉，就没事了。"

"我不道歉，我没错，是她不相信我。我明明没有抄作业，老师说什么她都信，我说什么她都不信，凭什么？她连自己的孩子都不相信，一天到晚只会吼，吼我爸，吼我舅，吼我。"阳阳的圆脸盘上写满了委屈。

"芳妮阿姨，我妈为什么这么爱吼人呢？小时候，她给我买过一本绘本，名字叫《打败情绪小怪兽》，里面说人在愤怒的时候，就变成了怪兽。每次我妈发起脾气来，就是一头怪兽，而且每次这头怪兽都能把我打败。芳妮阿姨，是不是因为我不够乖，因为我成绩不好，我妈才经常变成怪兽？"

"阳阳，你记住，这不是你的错，你妈妈的情绪跟你没有关系。不过我可以教你一个方法来'对付'你妈妈身体里的情绪小怪兽。"

"真的吗？"阳阳瞪大双眼，好像在说你们又要骗小孩子了。

"她变怪兽的时候，你就不断重复'你说的对，你是为我好，妈妈，我爱你'。"

"魔法咒语？"阳阳还是不信。

"有没有魔法，你试试就知道了。你一会儿回去，你妈妈百分之百要吼你，你可以马上试一试，如果没效果，我负责。"

"如果没效果，我们就再玩一次赛车，再吃一次麻辣烫。"

"成交。"

4

路上，阳阳告诉我，他最开始是不想学拳击的，他想学画画。可他妈妈说，男孩子就要学拳击，这样才有阳刚劲儿。他学着学着，也觉得拳击很有意思，老师最先教的是防御，就是保护自己，尤其要护着自己的头。他郑重其事地说："打拳击，先有防才有攻，如果想赢，就得破防而攻。"

好一个"先防后攻，破防而攻"。

"你还知道回来啊？"周艳双手叉腰，杵在咖啡馆门口，高声喊着。

他爸爸看了看周艳，也朝孩子喊了一句："拳击没打出个样儿，胆子倒长了不少，回家，看我怎么收拾你。"

大黑见势不妙，赶紧把他们推进屋里，说："孩子回来就好，你们有话好好说。孩子大了，你们给他点面子。"

"你别推我，给他面子？那谁给我面子？你看我今天怎么收拾他，不打不成才，孩子就不能惯着。"

"李乐阳，你这个兔崽子，我说你两句，你就逃课，你有本事别抄别人的作业啊。你学习不好就算了，但你得诚实，别干出这种丢人现眼的事。"

周艳一边吼，一边想把阳阳从我身后扯出来，阳阳也急哭了，跺着脚，咆哮着："你除了会吼，还会什么？你这个大嗓门，我讨厌你。"

周艳也气得跺脚，用力地推我："芳妮，你给我让开，今天我不把他打服了，我就不姓周。"

我赶紧转身护着孩子，把他带到门边，想把他跟周艳隔离开，看样子，周艳真要动手。大黑和阳阳爸爸也一左一右拉住周艳，使劲劝她。

我弯下身子，双手沉沉地压在孩子的左右肩上："孩子，请相信我，深呼吸，慢慢地呼吸。我知道你很生气，很委屈，你得先打败自己身体里那个叫情绪的怪兽，才能打败你妈妈身体里的小怪兽，相信阿姨，还记得我刚才教你的魔法咒语吗？等你平静了，就进去对着妈妈大声喊出来，大声重复地喊出来。"

阳阳努力地大口吸气，又大口呼气。一秒，二秒，三秒……十二秒。

"阳阳，准备好了吗？"

孩子甩开我的手，冲进屋对着周艳喊道："妈妈，你说的对，你是为我好，妈妈，妈妈，我爱你，妈妈，我爱你。妈妈，妈妈，你为我好，我爱你。妈妈，我爱你。"阳阳闭着眼，捏着拳头，不停地喊。一时间，哭声，喊叫声，全部混杂在一起。

周艳终于安静了，大家都安静了。屋子里只剩下阳阳的抽泣声，一声声传入我们的耳朵里，也传入我们的心里。周艳缓缓走到他身边蹲下，手臂悬在空中，几秒钟后，她才紧紧地将孩子抱住。

"妈妈，也……爱你。"母亲和孩子的眼泪都是充满爱的眼泪。我想，让他们哭会儿吧，不要打扰他们，这是属于他们的交流。

周艳擦着鼻涕和眼泪，用黏糊糊的手摸着孩子的脸说："儿子，吃饭了吗？"

"妈，你手上有鼻涕。"阳阳用两根手指头拎开周艳的手。

"你还嫌弃你妈呢？小时候，你妈都没嫌弃过你的屎尿。你吃饭了吗？"

"吃了，吃的……吃的煎饼和白粥。"阳阳看了看我。

"对，吃的粥，吃的粥。"我急忙附和。

"粥不抗饿，老李，你杵着干什么？赶紧给阿姨打电话，让她炖只鸡，对了，不准放盐。"

阳阳又朝我瘪瘪嘴，好像在问，不放盐的鸡汤，是啥味？我意味深长地点点头，好像在回应，那是母爱的味道。

周艳、老李、小李一家三口的家庭小闹剧总算落幕了。周艳说为了表示感谢，让我们晚上都到她家吃饭，喝鸡汤，喝不加盐的鸡汤。我和大黑被吓得连连说了三遍"不用"。

我站在门边，跟他们挥手再见，目送他们离开的背影。忽然，我看到阳阳左手竖起了大拇指。

"你这是用的哪一招啊？"大黑一脸坏笑地问。

"破防而攻。"

我脑袋里浮现出拳击比赛的画面：防和攻，攻和防。每当情绪上头时，我们就是在进行防和攻，也是在进行攻和防。一方面，我们要防止自己被伤害，所以要自证，句句话证明自己是对的；另一方面，我们会攻击他人的要害，所以要指责，哪句话难听说哪句，直到对方伤心、痛心、哭泣。

我耳边又回响起我妈的那句话：唯有爱，可以治愈一切。

小时候住在爷爷奶奶家时，我经常听见爷爷夸大伯和小叔，但好像没有听过爷爷夸我爸，倒是听爷爷说了不少我爸闯过的祸事。在那个不是每顿饭都能吃得饱的年代，有一天，爸爸爬上院里的桑葚树，想给三姑摘桑葚吃，不料一失足，从树上掉了下来，好在无大碍，只是头上摔出一个青紫透亮的大包。他怕被爷爷揍，在六月的天气里戴上了一顶毛线帽，一戴就是一个礼拜，额头捂出的红疹被我爸硬挠出几道血口子。最后，他还是被爷爷揍了一顿。第一，爬树危险，不许爬树，第一鞭子为爬树而抽。第二，不诚实，摔了还不敢主动交代，第二鞭子为不诚实而抽。第三，为毛线帽捂出红疹、他挠出血口子而抽。

后来，爷爷得了老年痴呆症，常常对着我爸叫我大伯的名字。有一次，爷爷从他怀里掏出它的宝贝——用塑料袋裹了五层的党员证，里面夹着四十元钱，爷爷把钱抽出来，十，二十，三十，四十……他数了三遍。接着，他递给我爸，让我爸收好，想买啥就买啥。我爸问爷爷："你记得我是谁吗？你就舍得把钱给我？"爷爷怒了，拍了拍我爸的额头，说："你是老二，戴毛线帽的老二。"我爸接过钱，忽地一下冲进厨房，很久没有出来。每年给爷爷扫墓的时候，我爸总说一句："戴毛线帽的老二，来看你了。"

屈突然闯进我的眼帘，递给我一张纸巾。真烦人，人到中年，一旦开始回忆，总是容易哭泣。屈问我："没事吧？"

我擦干眼泪后问她："你说，什么是爱？"

她说："爱，是看见了，是理解了，是不害怕了，是心变得柔软了。"

我再问："那，什么是被爱？"

她说："被爱，是被看见了，被理解了，被保护了，被心疼了。"

我又问："有没有某一刻，你觉得自己被爱着？"

她说："被我爸举高高的时候？被爷爷叮嘱不用在意别人的时候？被你们问钱够不够花的时候？"

她反问："那你呢？"

我说："我爸把工作室的锁换成密码锁的时候；他催我赶紧回家吃饭的时候；前几天我赶早班机出差，正准备打车却发现他的车已经停在街边等我的时候；他……他对我讲难听话的时候……"

屈一脸不解。可我不打算解释，因为我也解释不清楚。

但我肯定地对她说："我被爱着，我的心变柔软了。"

屈伸出手摸摸自己的胸口，她说："谁说不是呢？我的心也很柔软。"

"停，你俩别在那里柔软了，赶紧过来帮忙，今天的订单超级多，42楼有12杯，36楼有2杯，18楼有3杯。"

我赶紧掏出手机，给老爸发了条信息："爸，我下班回去吃饭，我会买酱牛肉，买你爱吃的那家。"

我关掉手机，想了想，又拿出来编辑了一条信息："爸，我爱你。"过了几秒，我又一个字一个字地删除。

这时，我收到我爸的回复："买什么酱牛肉？别花钱。我去买点新鲜牛肉，给你煎牛排，你不是要吃健康晚餐吗？还有水煮西蓝花浇上酱油，我看网上都这么做。"

我对着手机傻傻地笑，再次编辑好文字，果断地点击发送："爸，我爱你。"

5

"芳妮，你快来周艳公司一趟吧。我今天跟她约好看收纳盒的样品，结果一来就碰上姐弟俩吵到要动手了，你快来吧，要是他们真打起来了，我拉不住呀。"美莹在电话那头着急地喊着，"别，周艳，这不能砸，冷静冷静。"

"不好意思，春枝，我今天不能陪你吃午饭了，我朋友那边出了点状况，我得过去一趟。"

"没事没事，饭哪天都能吃，不过，你的车不是送去保养了吗？我送你去吧。"原本今天春枝来咖啡馆，我们约了一顿中午饭，没想到饭没吃成，反而让她当起了司机。

在春枝车里，美莹接连打了几个电话催我，我到周艳公司楼下时，春枝不放心，坚持要跟我上去看看，她说："我的胳膊天天揉面，特有劲，关键时刻能挡一挡。"我想想也有道理，多一个人，多一份力量。

这是我第一次到周艳的公司，走进玻璃门，向前台的工作人员说明身份后，她带着我们向周艳的办公室走去。穿过一个个格子间，在压抑的氛围中，我看到员工们不敢交流，每个人都投入地忙碌着，仿佛在说：我什么都没听见，什么都没看见。

前台工作人员在距离办公室大门还有两米的位置时停下了，怯怯地说："周总在里面，既然你们跟她是好朋友，直接进去就好了，我回去工作了。"说完她立刻转身，甚至踩着高跟鞋开始小跑。

推开门，我看见一片狼藉，地上有破碎的陶瓷片，不知道是哪个花瓶遭了殃，我们弯着腰，踮着脚，小心翼翼地绕开散落在地上的笔、纸、文件夹，走到沙发边。周艳仰靠在沙发上，美莹在她身边，手上抱着抽纸盒。坐在靠窗边单人沙发里的男人应该是周强，他一直看着窗外，好像屋里的一切与他无关。

我坐在周艳身旁，轻轻喊她："艳，我来了。"

她转头看着我，缓缓坐起来，嘴角微微颤抖着，想要说些什么却没说出口。她双眼红肿，眼神中的那股倔强正被泪水冲刷。她忽然抱住我，抽泣着，我轻轻拍着她的后背，说道："哭吧，哭出来，好好大哭一场。"她的哭声开始加剧，身体开始发抖，她哭得很用力，好像要把攒了几十年的辛酸和委屈都哭出来。而这时，房间里又多了一阵哭声，是周强。我想，哭吧，让他们都认认真真地哭一场，把心底翻江倒海的情绪，统统哭出来。

事情是这样的，周强结婚后，周艳给了他 30 万元，要他攒起来，别乱花，毕竟过日子要花钱的地方有很多，而且一笔固定的积蓄能给新婚媳妇带来安全感。不承想，周强拿着这笔钱跟朋友做投资，不仅赔了个精光，还在外面借了 20 多万元。今天追债的人闹到公司，周艳才知道。

周艳的情绪稍缓过来，问我："这个臭小子为什么就不听我的话？我是他姐，他都不跟我商量，听人一说就拿着这么多钱去投资。我可是从小把他带大的呀！难道我在他眼里还不如几个朋友吗？"

"你刚才不是挺能说的，现在怎么变成个闷葫芦了？你为什么要这么做？公司是少你工资了吗？你是家财万贯吗？你还去投资，你这脑袋瓜是投资的料吗？你说啊，为什么要这么做？"周艳对着周强，大喊大叫。

"这个问题，我来替周强回答。因为他爱你，心疼你。他心里最清楚你从小到大肩上扛着多重的担子。"

　　"对，我想帮你，姐，我想帮你。今年公司的业绩跟去年比差远了，我好几次看见你在办公室偷偷哭。我心里难受，我是个男人，我心里痛啊。我也想争口气，你经常吼我，骂我脑袋不灵光，说我没本事，可我并不笨，我也能吃苦，我想让你看看，我也能干成事，我能为你分担。"周强声嘶力竭地喊完便瘫坐在地上，抱着头拼命地哭。

　　他好像喊醒了周艳，她安静了，走过去，坐到周强身边，扬起拳头敲了敲他的后背，说："臭小子，我是谁？我是你姐，是周艳，有什么是我扛不住的？姐能照顾你一辈子，放心。"说完，她的双臂紧紧地搂住弟弟。

　　"姐，你不是一个人，你有我，我们一起扛。"

　　在场的我们也开始流泪，虽然我们三个都没有兄弟姐妹，但此刻，我们都懂了，这世间有一种情感叫"我想为你争口气"，这世间有一种情感叫"姐能照顾你一辈子"。

　　他们开始收拾办公室，我悄悄把周强叫到一边，做了自我介绍。他说他听过我的名字，还对我说了谢谢，他说她姐没啥朋友，有我们在她身边，他很开心。

　　我把认识的一位律师朋友介绍给他，我隐隐担心他被骗，让他有需求就找律师。最后，我又说："你也受委屈了，但也要理解周艳，别跟她置气。"他说："是我不对，她打我都是应该的。我姐就是活得太累、太苦了，父母忙着生存，她忙着照顾我们，她的臭脾气只是因为她太想保护我们，太想为我们好了。"

6

在回去的路上，美莹说："有没有什么方法能让周艳少发点脾气？我今天在她公司上洗手间时，听见有人躲在洗手间说她脾气火暴，没人敢惹。气大伤身啊！她今天在办公室砸坏的东西可不少，这些东西都是花钱买的，我看着心疼。芳妮，你给她写点调节愤怒情绪的方法，让她背下来，治治她身体里的情绪小怪兽。"

春枝笑着说："我最近给孩子买了一本情绪类的绘本，名字就叫《打败情绪小怪兽》。"

美莹也哈哈笑，说："我家也有这本绘本。"

春枝又乐呵呵地说："要不，咱们也买一本送给周艳？"

我也乐了，说道："其实，她家也有这本绘本。"

哈哈哈……车里笑声响起。

有没有打败情绪小怪兽的方法呢？有的。你随便到书店，买一本情绪管理类的图书，它会给你各种各样的方法。这些方法有用吗？有的。但我想最有用的是我妈的那句话：唯有爱，可以治愈一切。

尤其是这些年，我接触过很多案例，也尝试过很多方法想帮助被情绪困扰的人们打败情绪小怪兽。然而，他们就像学习拳击的新手，一心只想着"防"，而防御中的人是很难用得上那些方法的。

后来，我又仔仔细细地观察，发现很多被情绪小怪兽操控的大人们，都是因为内心缺少爱的滋养，缺乏安全感。所以，他们的心底深处装着恐惧，他们要靠怒火来防御，防止自己被外界伤害。更有意思的是，他们要用怒火来攻击，攻击外界一切不可控的东西，这样他们就不那么恐惧了。

不过，当他们感受到爱的时候，内心就会因爱聚能，变得柔软且有力量，这种力量能帮他们赶走心底的恐惧，然后情绪小怪兽就操控不了他们了。

所以，请不要回看过去，无论过去是晴空万里还是狂风暴雨，它已成过往。请安心地活在当下，勇敢地去爱，也勇敢地接受被爱。

我也不知道爱能不能治愈一切，但我可以肯定的是，爱，能治愈愤怒，爱，能一举打败那个叫情绪的小怪兽。

隐形的拥抱

1

"妈妈，妈妈，我写你了。"这是闺女来工作室见到我的第一句话。

"写我啥了？"闺女把作文本递给我，让我自己看。好像每个人的童年必有一篇作文，叫《我的妈妈》。

我的妈妈，很爱笑，遇到一点小事就张大嘴巴笑，我也跟着她笑，有时候我也不知道为什么笑，所以觉得更搞笑。

我的妈妈，很忙，小时候带着我到处去讲课，有一次她让我坐在最后一排，我不能动，也不能讲话。但那天我很开心，因为我吃了两根棒棒糖，它们是草莓味的，很甜。

我的妈妈说给我施过魔法，每当我害怕的时候，就可以把两只手环抱起来，闭上眼睛，数到三，就能感受到她的拥抱，然后就不会害怕了。有一次，我在收作业时跟男同学吵架了，我觉得很害怕，就跑到厕所，环抱着双手，闭上眼数到三，真的感受到了她的拥抱，那天我都没有哭呢！

我的妈妈说做错事了就要承担后果，比如，她偷吃了几顿火锅，所以承担了长胖的后果。

我的妈妈……

"闺女，咋能把妈妈偷吃火锅的事情写到作文里呢？"我皱着眉头，红着脸问她。

"下次我还要写你偷偷把体重秤的电池拔了。"

"你，你……请你吃冰激凌，你帮我保密。"

"好，巧克力冰激凌，我帮你保密。"

闺女伸出小拇指，我们拉钩。

2

云树洞账号收到一个陌生人的信息："你好，我能猜到你是谁，但你别问我是谁，我只是很想找个人聊聊，找一个不认识我的人聊聊，可以吗？"

"当然可以，这本身就是云树洞账号存在的意义。"

"我今年 28 岁，大学毕业后，没有回老家，选择留在这个城市，不是因为我喜欢这里，只是……只是觉得这里认识我的人不多。我从读高中之后，就不爱跟人说话，一说话就紧张，脸很红很红，不敢看别人的眼睛，也害怕别人看我。慢慢地，我就变成一个人，一个人走路上下学，一个人去食堂打饭，一个人去图书馆，一个人坐火车来这里上大学。在大学里，我也是独来独往，同寝室的同学背后都叫我独行侠。"

"我在听，你别着急，慢慢说。"

"其实，其实我并不想这样，其实，我……我很孤独。"

"是啊，在这个城市，其实很多人都会感到孤独。"

"不是的，我从小到大都觉得孤独，不过最近几年这种孤独的感觉越来越明显，我心里常常觉得空空的，像一间毛坯房，里面只有钢筋和砖瓦的味道，没有一点温度。"

"可是毛坯房有个好处——通透。"

对方发来一个大笑的表情。

"你知道吗？我很久没有这样笑过了。谢谢你，那么，今天就不打扰了。"

"好，下次你想聊聊的时候，我们再继续。"

罗曼·罗兰（Romain Rolland）曾说过：有些事情根本没有办法告诉他人，有些事情即便告诉了他人，你也会马上后悔。

所以，在生活中，我们需要一些"陌生的他人"，有些事情即便告诉了他，也不会马上后悔。因为"陌生"二字有时候就等同于安全感。希望云树洞能成为一部分人心中的"陌生的他人"。

3

"芳妮，我今天特别想跟你聊聊，方便吗？"周艳发来信息。

"好，我在咖啡馆等你。"

周艳拖着两个编织袋，艰难地走进咖啡馆。屈说她像国产版的圣诞老爷爷，来给我们送惊喜。我们的礼物有：玉米面、核桃、板栗、黄瓜、豆角、老南瓜、红辣椒、青辣椒、干辣椒。

"玉米面给我，老南瓜给我，干辣椒也给我。"我赶紧把我的礼物挪到身边，双手护着，因为我发现大黑一直盯着老南瓜和干辣椒。

"给你，给你，都给你，你能吃这么多吗？"大黑不乐意地说。

"你格局能大点吗？我这不是把核桃留给你了吗？你赶紧多吃点，补补脑。"

"屈，来，快挑挑，你想要啥？"我把屈拉到袋子边上。

"呵呵，芳妮姐，你太令我感动了，你都挑完了，就想起我了呗。"

"黄瓜，你拿黄瓜吧，减肥得吃黄瓜。"

屈终于忍不住，送了我一个白眼。

周艳见势不妙，赶紧说："这次你们先凑合分一分，这些都是我老家的特产，多得很，尤其是玉米面。我这就给我爸打电话，给你们快递几麻袋过来。"

"艳姐，我们逗着玩呢！这些肯定够了，你回一趟老家，还能想着我们，太让人感动了，抱抱。"屈扑过来，给了周艳一个大熊抱。

礼物的分配告一段落，我和周艳坐在靠窗后边的位置，大黑又开始了他的心流体验——给我们做手冲咖啡。

"怎么想着回老家了？叔叔还好吧？"周艳平时工作很忙，我记得她曾说过，她好多年都没有回过老家了。

"我爸很好，我就是……就是想我妈了，回去看看她。"话音刚落，眼泪就划过她的脸庞。我认识她这么久，一直觉得她是十分刚烈的女子，除了上次她弟弟的那件事，其余时候，她的眼泪都应该是往肚子里流的。而今天的周艳，总让我觉得有些不一样。

"最近，我经常梦见我妈，梦见她躺在那张床上，就是她躺了半辈子的那张床，她对我说，艳啊，别太累了，妈对不住你，妈心疼你。"

周艳哭得更厉害了，而我的心也跟着抽动。

这些年，我听了无数个关于母亲的故事，我渐渐明白，对于任何人而言，母亲，都是埋藏于内心的山川湖海，永远不会消失。

"我妈在世时，我不敢喊苦，因为怕她难过。她走后，我也不敢喊苦，因为怕她在天边难过。"

"……"

语言，有时候是最无力的，抚不平任何悲痛。我只好傻愣愣地点着头，眼泪止不住地流。

周艳抽泣着说："我终于鼓起勇气，在她的墓前对她说，我很累，很累，但我还是很努力，还是很勇敢，就算天塌下来，我也会照顾爸爸、弟弟和妹妹。我还对她说，我很想她，请她一定要多来梦里看看我。"

我终于知道周艳今天哪里不一样了。今天的她，脱下了护身铠甲，露出肉身，今天的她是那么柔软又坚硬。

周艳告诉我，在她的记忆中，母亲大部分时间都是躺在床上的，而父亲大部分时间都在外地打工。她觉得她是一只小鸟，父母给她的爱只帮她孵化了翅膀，却没有教会她飞翔。她这只小鸟要靠自己学会飞翔，因为她得去觅食，家里还有比她更小的小鸟需要成长。

周艳抿了一口温度刚好的手冲咖啡后问："为什么这杯咖啡的味道这么好？看来大黑的手艺确实高。"

大黑很有自知之明，说："过奖过奖，手艺不够，情感来凑。"

周艳说："情感？果然，人间处处需要情感，有了情感的咖啡就是不一样的咖啡。"

有了情感的周艳，也会是不一样的周艳。

周艳继续跟我聊："最近我觉得我好像不那么爱发火了。从那天开始，我居然没有再吼过周强，以前，我可能隔三天就得发一波脾气。我现在觉得，钱没了可以再挣。我想了想，那个傻小子这次之后肯定会更懂事，其实他也是想帮我。"

周艳可能不知道，当她说完这段话的时候，她笑成半月牙形状的眼睛，看起来好温柔。

忽然，她问我："你相信吗？前几天我在老家，跟孩子发视频的时候，我家那个榆木脑袋的老公，居然当着孩子的面说了一句'老婆，你几天不在家，我还真不习惯，我们都想你了'。"说完，她娇羞的脸庞被一圈红晕覆盖。接着，她说："更不可思议的是，我家那个小兔崽子居然夸我了，说我最近不爱吼人了，也不用炸耳朵的声音跟他说话了。"

4

其实在周艳公司见过周强后，隔了两天，他就托美莹带他来了咖啡馆。他告诉我们，他发现周艳在偷偷吃药，在他的再三追问下，周艳才不得已承认，她得了高血压。

坐在我眼前的周强，眼神中有着和周艳一模一样的倔强，此刻，他眼眶泛红，哽咽着说："我姐才 36 岁啊，她这么年轻，我想到她今后都要跟药瓶子绑在一起，我这心就生疼。我咨询了几个医生，他们都说除了坚持吃药、不能劳累外，情绪也很重要。所以，今天我代表我家人，想请你支支招，怎样才能让我姐少生气、放松点？从我记事以来，她就像紧绷的弓弦，从来没有放松过。"

美莹附和着说："而且，我发现周艳总是习惯性耸肩，高耸的肩膀像两座耸立的山峰。"

由傅小兰主编的《情绪心理学》一书提到：长期反复的精神刺激因素，或强烈的负性情绪，通过中枢神经系统而引起大脑皮层、丘脑下部及交感肾上腺系统的激活，逐渐导致血管系统的神经调节功能紊乱，引起心率、心输出量、外周血管阻力、肾上腺皮质、肾上腺髓质等功能变化。开始是在负性情绪的影响下出现阵发性的血压暂时升高，经过数月、数年的血压反复波动，最终形成血压持续性升高的高血压病。

周艳确实是长期处在愤怒的情绪中，经常发火、生气，就伤了身体。

周强问我："我姐爱发火，是不是因为小时候太缺爱了？她的控制欲特别强，现在她家每天吃什么都得听她的，从小她也爱控制我，只要我不听她的，她就会吼。"

我答："是的，缺爱的人，往往没有安全感，总想控制，以为控制住一切，就会安全。可真相是，他们连自己都控制不了，控制不了自己的情绪，控制不了自己的想法，控制不了自己的贪恋，控制不了自己的控制欲，所以更控制不了别人。你姐一旦觉得你们失控了，她的内心就开始恐惧。"

周强连连点头，说："对，别看我姐咋咋呼呼的，其实她的内心很柔弱。"

我感叹道："弱小生惧，她只能把发脾气当作武器，才能支撑自己在生活中摸爬滚打、披荆斩棘。"

美莹淡淡地说："其实缺爱的人，还特别想被关注。"

我说："是的，有时候，缺爱的人活成了带刺的玫瑰，用刺保护自己，用花朵吸引关注。"

美莹说："我也觉得周艳像玫瑰，人美，心也美。"

我忽然想到自己。曾经，我也是个缺爱的小孩，总认为父母不爱我，其实他们不是不爱，只是不会爱。所以，从我十几岁到二十几岁间，我的愤怒也有很多。自己跑到大城市闯荡的那些年，我活成了沙漠里的仙人掌，不甘心地成长，带着倔强的生命力，其实身上的每一根刺都代表着内心的恐惧。我好像随时都在告诉所有人，就算身处一片荒漠中，我也会破沙而出，所以，别惹我，我很厉害。

我对周强说："因为缺爱，内心总有恐惧，而且这些恐惧藏得很深很深，深到你姐自己都察觉不到。作为家人，你们少跟她起正面冲突，冲突会加深她内心的恐惧。你们还要多让她感受到你们的爱，毕竟，缺啥补啥。"

周强说："不跟她起冲突，就是不管她多么霸道，多么想控制我们，我们都不跟她吵呗。其实，我姐不是蛮横、不讲理的人，我们应该冷静下来，不能被她的情绪带偏了，应该尽量心平气和地跟她讲事实，我想她会听的。那怎么才能让她感受到我们的爱呢？"

这好像把周强难住了，他满眼困惑地看着我。美莹立刻说："就是多说'我爱你'呗。这你都不明白吗？"

周强半信半疑地问我："是这样吗？"

我笑了笑，说："是，你可以经常对周艳说'姐姐呀，我爱你'。"

周强听完，脸微微发红，不自觉地摸了摸手臂，看得出来，上面全是鸡皮疙瘩。

我和美莹被他逗乐，这时大黑正好送咖啡过来，顺势坐在周强身边，亲切地拍拍他的肩膀，问："兄弟，是不是说不出口？"

周强无奈地说："哪有男人天天说什么爱不爱的？"

好了，我不打算逗他了，解释道："你要多关心她，多夸夸她，还有多注意肢体语言，比如拍拍肩背、拥抱等都能让她感受到爱。"

周强羞愧地说："我好像从来没有夸过她，还总跟她吵。我……其实……很感激她，她为这个家付出太多了。当年为了我们，她放弃读大学，吃了没有学历的苦，虽然她从来不说，但我知道没有读大学这件事是她心里的一根刺，这根刺扎得太深，拔不掉。其实……我很爱她。"

我耳边又回想起那句话：唯有爱，可以治愈一切。我知道，周艳内心最缺的是和妈妈未完结的联结，是妈妈的爱，是妈妈再也给不了的爱。

5

忽然，周艳的手在我眼前来回晃动，她盯着我问："走神了？想什么呢？"

"我……我想到周强。"想了想，我还是打算告诉她。

周艳着急地问我："周强？周强又怎么了？"

"他来找过我。"

我把经过向周艳复述了一遍。毫无意外，听完，周艳的眼泪又是一颗一颗地落下来，她一边擦着眼泪一边絮叨："真是个傻小子，臭小子，他……他长大了。好像，一夜之间，我孩子和他爸也长大了。"

<u>是啊，人总是在一瞬间就长大了。只是，这一瞬间让人痛了好久。</u>

周艳还告诉我，离开家的前一晚，她又梦见妈妈了。在梦里，她妈妈紧紧地抱着她，她感受到妈妈的胳膊是那么有力量，小小的她在妈妈怀中一动不动，头贴在妈妈的胸口，妈妈一遍又一遍地说："艳，好孩子，妈妈爱你，妈妈爱你，妈妈爱你。"

第二天早上，周艳看到爸爸把家里的那些宝贝一件一件地装进编织袋，嘴里念叨着："照顾好身体，不用挂念家里。"

周艳觉得眼前的爸爸忽然变得好弱小，那个曾经凭一己之力养活全家五口的人，已经鬓发花白，鼻梁上架着老花镜，因为干活而导致的腰椎顽疾让他挺不直腰。也不知道那天是怎么了，临走前，周艳破天荒地拥抱了爸爸，一语不发。开车后，周艳从后视镜里看到爸爸一直站在原地，直到他的身影越来越小，越来越小……周艳对着后视镜说："爸，我爱你。"

周艳转脸看向窗外，今天是个雨天，落地窗外的一滴滴雨水好像直接落进了她的心间，为她冲刷掉所有难熬的过去。玻璃上有一层薄雾，周艳用食指在薄雾上画了一个爱心。

她说："原来，我被深深地爱着。"

屈被周艳的这句话引来，她缓缓地坐在我旁边，也看向窗外，说道："想爸爸妈妈了。"

我和周艳很默契，都假装没有听见。有些话，并不是说给眼前人听的，而是说给远在天边的人听的。

屈忽然转头看着我，认真地问："像我这样，常常觉得不安，常常觉得害怕，甚至都没有勇气发脾气，而且，不能被爸爸妈妈拥抱的人，该怎么办？"

我一时间，什么也说不出来……

周艳起身走到她身边，弯下身体，一把把她搂进怀里。我也转向屈，努力用双臂环抱着她。两个人，一左一右，紧紧将她抱紧。

我低声说："记住这种感觉，就算以后你身边空无一人，只要回忆起这种感觉，你就不会害怕了。因为，有了抱抱就不会害怕。"

屈也伸出手，拍拍我们的胳膊，说："我记住了，有一种拥抱，叫隐形的拥抱。当我害怕时就闭上双眼，静静地感受，感受爱，感受力量，有了抱抱就不会害怕。"

不识趣的大黑忽然走近，诧异地问："你们整的哪一出？"

我们三人，齐刷刷地甩给他一个大白眼。

那晚，周艳给我发来信息："芳妮，我刚回家，看着孩子跟他爸一起讨论作业时争得面红耳赤，接着又因为抢电视看而拌嘴吵闹，我不仅没有发火，也不觉得心烦，反而觉得，有他们真好。还有，关于那个隐形的拥抱，我懂你的意思了，就算只有自己，也要通过隐形的拥抱给自己力量。"

没错，你可以把隐形的拥抱想象成父母的拥抱、爱人的拥抱、孩子的拥抱、兄弟姐妹的拥抱、挚友的拥抱，当然，你也可以想象成自己给自己的拥抱。天下没有不散的筵席，爱的人会离开，但爱不会消失。所以，隐形的拥抱，一直都有，一直都在。

有了抱抱就不会害怕。心中无惧，亦无怒。

与情绪共存

1

"妈妈，妈妈，我放学了。"孩子用电话手表给我打电话，一边叫妈妈一边哭。

"妈妈，你在工作室吗？你在工作吗？我能来找你吗？我太伤心了，太难受了。我的徽章丢了，再也找不着了。"她的哭声越来越大。

不一会儿，姥姥领着孩子就到了工作室。一进门，姥姥就甩给我一个无可奈何的表情。我不用想就知道，肯定是她接孩子放学时，孩子一见到她，就没好脸色，因为丢了徽章在孩子心里是很大的事情。一路上，姥姥肯定是又哄又安慰。显然，这些都没用，孩子不听劝，一个劲儿地哭，最后没办法，姥姥才会同意让孩子给我打电话。

"妈，你辛苦了。"

"你来吧，你来吧，我把她交给你了，一路上我这嘴都说干

213

了，她根本不听，就哭着说要找你。”姥姥讲完立刻躺进咨询室的大沙发里。

闺女噘着嘴，抽泣着，摸着她的书包，嘴里念叨：“早上我去学校的时候，徽章还在书包上，怎么现在就不见了呢？”

“可能它跟你玩躲猫猫呢，没准过几天，它就出来了。”

“妈妈，我已经不是三岁的孩子了。谁还信这种话呀？”闺女听完，更加伤心，哭声又起来了。

果然，医者不自医。作为一名心理咨询师，我实在不该在这个时候说这种话。我应该用共情沟通，让孩子感受到，她的情绪是被理解的，我能懂她的难过，这才有助于缓解她的情绪。怎么事情一发生到自己孩子身上，我就犯糊涂呢？赶紧调整。

于是我说：“很难过吧，这个徽章是我们在博物馆买的，你特别喜欢，肯定很伤心。”

她吸着鼻涕说：“特别特别特别难过，我再也没有徽章了。”

我说：“我感受到了，你的心窝窝都在痛，因为这个徽章再也没有了。”

我又说：“孩子，丢了就是丢了，你的确应该难过，妈妈现在想抱着你，跟你一起难过，可以吗？”

孩子忽地一下冲进我怀里，哭声尤为猛烈。听到这哭声只增不减，姥姥又坐不住了，走到孩子跟前，冲着我说：“这是怎么回事？你还不如我会安慰人呢，她怎么越来越伤心啊？"

我赶紧示意姥姥不要再说了，我努力用眼神告诉姥姥，不要干预。好在，母女之间总是有种心照不宣的默契，姥姥虽有不放心，但还是躺回沙发里了。

我搂着孩子，平静地说："孩子，你想哭，就哭。只不过，妈妈听你好像哭太久有些累了，你用妈妈教你的'数12'的方法缓一缓，再继续哭，行吗？"

闺女点了点头，奶声奶气地说："好。"

于是闺女从我怀里退出来，闭上眼睛，张大嘴巴，大口吸气，再缓缓地呼气，心里默数1、2、3、4……12。

她睁开眼后，愣了愣，问我："妈妈，桌上那是什么？"

"蛋糕呀，红丝绒蛋糕。"

小家伙眼睛忽闪忽闪放着光，问："蛋糕是给谁的？给你的来访者吗？"

我做出一副很为难的表情，说道："蛋糕是春枝阿姨专门做来给你的，可你现在很难过，所以，你应该也吃不下吧。"

闺女又哭起来："妈妈，我真的很难过，再也没有徽章了。但是，我可以吃蛋糕，你给我切一块，快点。"

说切就切，我们坐在大长桌旁边，一人一块蛋糕，姥姥有些费解，问我闺女："你这么难过，真的吃得下吗？"

闺女一边舔着嘴唇上的奶油，一边点点头，说："难过是难过，吃是吃。"说完，闺女擦了擦脸上的泪珠，又用力吸了吸快流出来的鼻涕。

姥姥问："爱朵，奶油咸吗？"

闺女说："有点咸，春枝阿姨做的是咸奶油吗？"

"奶油是甜的，但你嘴唇上干巴的眼泪是咸的，奶油跟它混在一起，就变成了咸奶油。"

我们三个哈哈一笑，眼泪很咸，蛋糕很甜。<u>人生也一样，咸中有甜，甜中带咸，苦中有乐，乐中带苦。</u>

2

我应好友的邀约，为他公司销售部门的全体员工上一堂心理课，他说最近员工士气不高、业绩不保。上课之前，销售总监找到我，他是一个直爽的人，他说："我不理解为什么要找你来上课，还不如让销售员多去跑跑业务，冲冲业绩。"

我能理解他的不理解。他要的是业绩，但他忽略了人是受情绪驱动的。人为情绪所困时，干什么都嫌累，别说业绩了，人真烦透了时，连工作都可以不要。

我试着跟他讲，每个人的内心都住着一匹野马，它象征着奔放、追逐、超越和突破。可是野马一旦被吸血蝙蝠困住，那股野劲消失，就意味着它所象征的那些也随之消失。

他打断我，问道："吸血蝙蝠是指公司的规章制度和业绩考核目标吗？"

我刚要回答，就被他的自言自语打断，他嘴里念叨着："野马的劲头，正是销售员所需要的——激活野劲，朝着业绩迈进。"

<u>有些话，不是靠听，而是靠悟。有心者，早晚开悟，无心者，多说无益。跟一个不同频的人沟通时，点到为止，多说闹心。</u>

趁着他没有继续发问，我迅速进入会议室，开始培训。

3

春枝和季鹏要约我们吃饭，三三说吃饭行，但要在咖啡馆，这次不能再为了吃饭提前关门了，毕竟月底也要冲业绩呀。

不愧是春枝，她居然在家做了 10 个菜，把菜规规整整地装好，带到了咖啡馆。她说："请大伙吃饭，总不能点外卖吧，我本来是要安排家宴的，不过咖啡馆也算半个家了，今晚这顿饭也是家宴。"

啃鸡翅、手撕排骨、剥大虾……大家都"埋头苦干"，只有季鹏有些心不在焉。终于在大家狼吞虎咽完毕，进入中场休息环节时，季鹏开口了："大家吃得差不多了，我有个事想跟你们商量一下。"

大黑说："兄弟，憋坏了吧。"说完，他就跟季鹏碰了碰手里的啤酒。

季鹏接着说："最近有家公司想挖我，我心动了。"

三三立刻发问："职位升了吗？工资涨多少？其他福利怎么样？"

"职位没变化，工资涨幅不到 10%，其他福利跟这边差不多。"

虽然我的工作性质跟季鹏不一样，但根据经验，以及从三三这个销售总监身上我也多多少少知道，管理层跳槽，要么是职位晋升，要么是工资待遇涨幅超过 25%，否则跳槽的意义不大，除非有特殊的原因。

季鹏说："我想换工作，主要就是因为我的领导脾气太大了，经常遇到一点小事就发脾气。当然，他不是针对我，他对谁都这样。只是跟他一起工作时，我的情绪总会受影响，我感觉自己的脾气都变差了。有时候我难免会把工作中的情绪带回家，我也不能总跟春枝抱怨吧！另外，我现在所在的团队里，有个别下属特别不好管理，据说对方是大领导的人，他捅了篓子，我还得给他兜底，这也让我心里憋得慌。有时候，这些糟糕的情绪，就像皮肤过敏一样，虽然谈不上严重，但让人瘙痒难受，让人忍不住想挠，越挠越痒，越痒越挠。如果我把时间都用来'挠痒痒'了，就没精力去做真正该做的事情了。我就想换一个环境，哪怕工资待遇跟这里不相上下、职位平移，我也能接受。"

"那除此之外，你对这里的工作满意吗？"我问道。

"说实话，这是我的第一份工作，我一步步走过来，学到了不少东西，而且我们大领导还是很赏识我的，他许诺过，等我的业绩再有所突破，他就提拔我，到时候我的个人发展肯定会上升一个台阶。"

"那换作我，我肯定不走，我要冲业绩。"三三说。

季鹏看向我，问："那芳妮呢？"

"我？我也不走，我也要冲业绩。"

"我也不走，我也要冲业绩。"没等季鹏开口，大黑主动回答。

三三、大黑还有我默契地举杯、干杯。只有季鹏，茫然地看着春枝，春枝朝他瘪瘪嘴，仿佛在说，看吧，大家都不支持你跳槽。

这时，我的手机收到一条信息，是好友公司的那位销售总监发的。他说："虽然没有听你的课，但我刚才看了课程视频。

我理解了，公司制度、业绩考核目标都有可能成为吸血蝙蝠，而一些原本优秀的销售员正在被它们困扰，这样下去，他们早晚会枯竭。谢谢你，帮助他们正视吸血蝙蝠，不为之所困，这样他们才能有野马的劲头，去实现自己的目标。"

关掉手机，我问季鹏："你知道野马效应吗？"他摇摇头。

心理学上有个野马效应，非洲草原上有一种吸血蝙蝠，它靠吸动物的血生存。这些吸血蝙蝠常常会叮野马的腿并吸食它们的血。野马们烦躁、愤怒，想方设法要赶走吸血蝙蝠。可是它们没有成功，反而是蝙蝠吸饱了血后满足地离开，有的野马甚至会被这些吸血蝙蝠折磨致死。动物学家发现，吸血蝙蝠的吸血量极少，远不足以让野马失血死亡，而野马是因为赶不走吸血蝙蝠，进而心烦气躁、怒气冲冠才死的。

"所以，我是野马，我才不在意那些吸血蝙蝠。"三三笑着说。

我看向季鹏，说："其实，我们每个人心里都住着一匹野马，它象征着奔放、追逐、超越和突破。"

大黑接着我的话往下说："兄弟，你总不能被吸血蝙蝠拿捏吧？把你的野劲拿出来，冲出业绩，让你的大领导兑现承诺。"

季鹏点点头，看着我们，说道："对，我也是野马，我要狂奔，而不是被吸血蝙蝠折磨到狂躁而死。"

屈挠挠头，问："所以季鹏哥的领导和那个下属是吸血蝙蝠吗？"

春枝说："傻孩子，一切影响情绪的东西都是吸血蝙蝠，但那又怎样呢？既然我们甩不开它，就不用管它。"

其实人这一生，根本不可能甩开情绪，就像野马甩不开吸血蝙蝠一样，我们只要时刻提醒自己，没必要把它当回事，被它吸走一点血，又怎么样呢？这不耽误我们自由狂奔、追逐梦想。

屈担心地问："如果吸血蝙蝠蜂拥而至，吸的血严重超量呢？"

我递给屈一个大鸡翅，顺便说道："那你这匹野马就多吃点，然后跑起来，加速跑，把吸血蝙蝠甩到身后，而且要尽情地享受奔跑中的酣畅淋漓和自由不羁的感觉。"

不过，屈的担心不是没有道理。毕竟生活中不如意事十之八九，但我们还是要常想一二。我们可以学学孩子，一边流着眼泪、吸着鼻涕，一边吃着甜奶油蛋糕，咸甜交织才是别有风味。糟糕的情绪是折磨人，但远没有我们想象中的那么可怕，只有我们一味跟它对抗，它才会缠着我们不放。

心理学人本主义流派的主要代表人物之一、著名心理学家卡尔·罗杰斯（Carl Rogers）在他的著作《论人的成长》（第二版）中写过这么一句话：我接受生命中的迷惑、不确定、恐惧、情绪的高低起伏，因为这些都是流动的、复杂的和兴奋生活的代价。

人生注定是由喜怒哀乐惧组成的，我们终究要接纳每一种情绪，并与之共存。

三三提议大家举杯，说道："愿我们不为吸血蝙蝠所困。"

季鹏补充："敬业绩，冲！"

干杯，敬心中的野马，希望它可以勇敢奔腾。

致：野马先生的一封信

野马先生：

飞奔的感觉很爽快吧?

速度，总是会让肾上腺素飙升，让人享受和痴迷。

这才是你该有的样子：不与任何一只吸血蝙蝠纠缠，更不为它驻足停留，目视自己想要到达的地方，心无杂念，一路奔跑。

以前，我心里会有些担忧，担忧你在奔跑中受伤，担忧你跑得太快，离我太远。但现在我不会了，因为我很清楚，你是我的野马先生啊。你所追求的东西大部分是为了满足我和我们家的需求，所以你是带着我们在前进。

请安心奔跑吧，而且我也不会掉队。

如果你觉得累了，就歇一歇，让自己慢下来，感受阳光，感受草原，感受雨露，感受家人的陪伴、关怀和很多很多的爱。

永远在你身边的：春枝

（数月后，季鹏完成业绩考核，大领导兑现承诺，他顺利晋升。这封信，被春枝放在祝贺季鹏的捧花里。）

本章小结

首先，本章通过许姚和周艳的故事，描述了生活中常见的两种情绪：焦虑和愤怒，以及这两种情绪的成因。焦虑是对未来可能发生的不确定的事感到担忧。愤怒是因为缺爱和缺少安全感导致内心埋藏着恐惧。同时，本文给出了调节以上两种情绪的思路。

其次，本章通过季鹏的案例引用野马效应，阐述我们与情绪的关系，提醒我们不要放大情绪的影响力。当然，我们一生都甩不开情绪，无法清零任何一种情绪，只能通过调节来减少负面情绪。所以，在认知层面，我们可尝试与情绪构建共存认知。

最后，为了尽可能减少情绪对我们的消耗，以及对我们工作和生活的影响，我们还可以建立情绪"三要三不"认知。

一要：要觉察、正视情绪。我们可以根据自己的感受，定期觉察情绪，并且正视它。情绪一旦被看见，就消失了一半。我打个比喻，人们跟情绪相处有时就像在玩躲猫猫的游戏，你

<u>躲它，它找你，你找它，它反而躲着你。</u>

二要：要接纳、允许情绪。情绪确实对我们有或深或浅的影响，但合理的方式是接纳它的出现，允许它的停留。所以，在悲伤难过的时候，我们可以痛哭一场；在开心快乐的时候，我们也可以放肆地大笑。相反，如果你总是跟情绪对抗，就更容易受伤。情绪像只小刺猬，你跟它对着干，它就会刺伤你。当你给予接纳和允许时，刺猬就会慢慢收起刺，变得柔软。

三要：要积极应对情绪。我们可以按照前文的思路，焦虑时就集中精力想办法解决或预防我们担忧的问题；愤怒时尝试用爱补给。如果身边的人无法给你提供爱的补给，你可以参照第一章的方法学会自爱。请用隐形的拥抱抚慰深埋于心底的恐惧。下一节，我还会提供一些情绪舒缓小练习。

一不：不隐藏情绪。不管你多么用心，你也无法真正隐藏情绪，它如同身体残留的伤疤，你可以用衣物盖住，但当季节或气温变化时，它总会用隐隐作痛来提醒你，它一直都在。

二不：不积压情绪。生活中很多人因为不知道如何调节情绪，索性放任不管。情绪是笔外债，你欠债越多，越难偿还。

三不：不放大情绪。有时候，你把情绪想象成了大老虎，但别忘记，它可能只是一只不会伤及你性命的吸血蝙蝠。

情绪舒缓小练习

这一节，我针对焦虑和愤怒这两种常见的情绪，分享三个日常可做的情绪舒缓小练习。

第一，自我放松练习——5 分钟呼吸法。

（1）找一个舒服的坐姿或卧姿。

（2）将计时器设置为 5 分钟倒计时。

（3）开始吸气——呼气——并在心中默数计数（数 1、2、3、4、5……10）。

（4）数到 10 之后，再从 1 开始数，直到计时完毕，慢慢调整呼吸，停止计数。

当焦虑情绪来临时，我们会感到心神不宁、紧张不安，通过这个练习，我们可以把专注力放到呼吸上，缓解焦虑，让自己慢慢平静、放松下来。

第二，自我修复练习——蝴蝶拥抱法。

（1）在安静的环境中，找到一个舒服的站姿或坐姿。

（2）双臂在胸前交叉，右手放在左上臂，左手放在右上臂，双手交替在两个上臂轻轻拍打，左右各拍一下算1次，慢慢拍打3至6次。

（3）在拍打的过程中，要关注自身的各种感受，并在完成一套拍打后停下来做一次深呼吸。

如果有人经常被愤怒情绪困扰，爱发脾气，可以通过此练习完成自我联结。蝴蝶拥抱法和隐形拥抱的意义相同，但蝴蝶拥抱触及肌肤，效果更明显，有助于激发爱的感受，帮助我们修复安全感，减少恐惧感。

第三，自我释放练习——5分钟镜子练习。

（1）选择一个不被打扰的时间，走到镜子前。

（2）对着镜子里的自己，把内心的委屈、不满和怨恨等通通用语言表达出来。

（3）表达之后，做一到两个深呼吸。

（4）然后对着镜中的自己，讲一些自我肯定的话，如"你辛苦了，但你一直在坚持""你是个努力的人""你是个勇敢的人"等完成自我激励。

（5）整个过程的时间保持在5分钟，不宜过长。

该练习帮助我们用宣泄的方式将积压的愤怒情绪释放出

来，有助于浇灭我们心中的怒火，让我们获得平静。自我激励的话语有助于我们激活内心的力量，为自己赋能。

温馨提示：当自我调节无效，并且情绪严重影响工作和生活时，请及时就医，寻求专业人士的帮助。

在社交中进可融，退可守

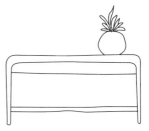

摇摇欲坠地屹立，停止虚弱的自证

1

坐在我对面的三三一手拿着筷子，一手划着手机，眉宇锁紧，眼中射出一束光，不，不是光，是火，怒火。

她咬着牙，憋着气，好像要把这股怒火射进手机里，我赶紧从她手里夺过手机。

"先别看了，吃饭吧。"我朝她碗里夹了一块糖醋排骨——她的最爱。

啪的一声，她把筷子砸在桌子上，猛地站起来，拍着脑门，说："气死我了，这饭我吃不下去了。"她拿了一瓶冰水，大口大口地朝肚子里灌。

我说不出一句安慰她的话。一个小时前，我的胃就被怒火烧抽筋了，这饭确实吃不下去了。我再次拨打美莹的电话，这已经是第 12 通电话了，依然无人接听。

"别打了，直接去她家吧。"

在停车场，我们遇到了周艳，她说她也看到了，给美莹打了电话，但她没接，因为不放心就赶过来了。

电梯门还没打开，我们就听到美莹家的争吵声，走进门，听见他爱人喊着："叫你不要搞这些名堂，你就不听，哭哭哭，别哭了。"

我拍了拍三三的肩膀，说："别冲动，冷静。"

她深深地吸了一口气，又缓缓吐出，朝着门里喊："张美莹，开门。"

"你们怎么来了？"美莹的眼睛被眼泪泡得肿胀，一头卷发散乱地披着。这么多年，我每次见她，她的卷发都收拾得端庄利落。今天她的状态，比被裁员那天看起来还糟糕。

"姐夫，你有什么话，不能好好说吗？什么叫搞什么名堂？我姐做什么了？她光明正大靠自己挣钱花，有什么问题吗？"换做以前，三三跟她姐夫这么喊，我一定会拉住她，但今天，我倒觉得，她太克制了。于是我说："这种时候，作为家人，我们应该安慰和鼓励她。美莹，虽然我们没有血缘关系，但这些年，你在我心里早已是姐姐了，所以我们肯定要来看看你，别怕，我们都在。"

"美莹，我来帮你想办法解决。"周艳把散落在美莹脸上的发丝捋了捋,美莹那一张写满努力的脸庞上堆满了委屈。

"行行行,你们来了,正好,你们来解决。"姐夫摔门走了。

美莹彻底绷不住了,对着门放声大哭,身体缓缓下蹲,缩成一团,眼泪吧嗒吧嗒地滴在木地板上。长大后,我才明白,每一滴泪水都是心里的苦水,如果泪水一直流不出来,憋在肚子里,就泡烂了身子。所以,能哭出来,是好事。

三三走过去,蹲在美莹身边,一边擦着自己的眼泪,一边擦着美莹的眼泪,忍住哭腔说:"姐,没事的,一切都会好起来的。"

这么多年,我见过三三很多次恨铁不成钢地数落美莹,而这次,三三舍不得,她心里的疼不比美莹少。在过来的路上,她说:"我姐,就是小人穿大鞋,累。"

有时候,比起规劝和安慰,允许更有效果,允许哭泣,允许悲伤,被允许的情绪不会一直停留。所以,美莹渐渐缓过来了,三三从冰箱里拿了一瓶冰水,递给她,她喝了一半后递还给三三,三三一口气喝完。就这样,姐妹俩干了一瓶冰水之后,破涕而笑。

周艳从包里拿出一个文件袋,递给美莹,说:"美莹,这是我们收纳盒的各种检疫报告的原件,我们的线上店铺也同步上传过这些报告的电子版，那些网友如果要拿产品质量说事，让他们拿出证据。"

"诋毁一个人，需要的是嘴，最不需要的是证据。"三三愤怒地说。

"我的办法是多找几个人，我去公司召集点人，帮你一条一条回复那些胡言乱语的评论。"周艳说道。

美莹苦笑着说："你们仔细看，我回复的那条评论反而惹来更多网友的攻击。"

我也看过那些评论，有人说美莹分享收纳知识就是个幌子，卖货才是目的。有人说她冒充收纳专家，讲的东西都是错的。有人骂她，说她只会教别人乱丢东西。有人说她那些展示收纳的图片都是盗取别人的。有人说她的粉丝涨得这么快，肯定都是花钱买的。有人攻击她的容貌，说她一把年纪，脖子上的肉都垮了，竟然还想当网红。有人说她的收纳盒太便宜了，估计是"三无"产品。有人说……

三三激动地说："你知道我最生气的是什么吗？你压根就不该回复，不用搭理他们，无需自证。"

美莹也激动了，说："早上芳妮也是这么说的，现在你也这么说，难道我就放任不管，随他们说吗？"

三三说："嘴巴长在他们鼻子下面，你管不着。"

美莹说："那我就管我自己的嘴，我的嘴就是要去解释，证明自己不是他们说的那样。"

三三急了，喘着粗气说："我跟你说件事吧，让你醒一醒。你被裁员后，我托朋友约了你的领导出来吃饭，他告诉我，在你被裁员前的一个月，你们部门做了匿名调查问卷，你的同事们给你打的分都很低。他们都反馈，在工作中，你总是喜欢用一大段啰唆的话来解释，总想证明自己是对的，是好的。"

老话说，忠言逆耳利于行，良药苦口利于病，但这句话在美莹这里似乎不起作用，她用不服气的眼神告诉三三，忠言不入耳，良药咽不下。她冲着我们喊："你们走吧，我想一个人静静。"

2

就这样，我们三个猝不及防地被请了出去，灰溜溜地回到了咖啡馆。大黑直接把手冲壶架在我们坐的桌子中间，他今天肯定不是想感受做手冲咖啡的心流，因为他的那双眼睛里写满了好奇。

最先开口的是周艳，她说："一路上我都在思考，其实我跟美莹很像，也总想证明自己是对的，是好的。就拿美莹这事来说，你们的反应是不搭理，我的反应却是找几个人去回复那些评论。"

说着，周艳拿出了手机，打开美莹的账号，指着一条评论对我们说："这条评论就是我回复的，我亮明了身份，我是产品供应商，我能证明产品质量没有问题。"

这时，我们还看到，周艳回复的评论下面又增加了两条评论。第一条：自导自演。第二条：好坏都不买。

周艳正准备继续回复，我们三人立刻拉住她的手，齐刷刷地说："不要回复。"

请不要跳进自证陷阱，我跳进去过，非常糟糕。那年，我转行做心理咨询师，尽管我已经学习心理学很多年了，但作为新人总是会遭受很多质疑和否定。我也跟美莹一样，在自己的公众号上写文章，分享知识，但留言区隔三岔五也会飘出来一些"细针刺人心"的文字。当然，我那时的做法也是去证明，证明自己的专业，甚至想要证明自己的人品。

后来，文章越发越多，被质疑的声音越来越大，而我也要花费更多的精力去证明自己。

我又累又气，就把这件事告诉了我的老师。她直言不讳地说："你掉入了自证陷阱，这是大忌，如果跳不出来，你的职业生涯必将受到影响。"

什么是自证陷阱？

当别人站在审判者的角度质疑我们、贬低我们、诋毁我们，给我们贴上我们无法接受的或不符合事实的标签时，我们就会想方设法地证明自己。通常这个时候，别人会无视我们的自证，继续这样对我们，于是我们又开启新一轮的自证，一轮接一轮，我们就掉入了自证陷阱。

可惜我没听进去老师的话。不久后，我遇到一位来访者，她说："我是别人介绍过来的，没想到你这么年轻，你的人生经历这么少，能当心理咨询师吗？"那一瞬间，我就像刺猬竖起硬刺，随时想作战，因为我又被质疑了。于是，我特别"用心"地对待那次咨询。后来，我觉得不对劲，好像我的这种"用心"的目的是向来访者证明我有这个能力。所以，"用心"变成了"用力"，而"用力"做出来的心理咨询，就不再是咨询了。我跟来访者本该面对面坐着，但是我在我们之间安插了一面镜子，结果是，我只能看到镜子中的自己，根本看不见来访者。

这面镜子就叫自证。我对着镜子，左边照照，右边照照，满脑袋想的是如何把最好的一面摆出来。可我的来访者呢？她在镜子后面，我无法看到她，顾不上倾听她。这种咨询给她带来的体验肯定糟糕极了，所以她再次发出质疑，甚至是贬低。可我还没有意识到自己掉入了自证陷阱，还在继续自证。当然，我越想证明自己，给她的反馈越不好，我就陷入了恶性循环。

我又向我的老师诉苦："这个咨询，我花费了最多的精力，但效果最差。"最后，我只能将这位来访者转介给别的咨询师——我的老师。

有一部电影叫《让子弹飞》，里面的小六被污蔑吃了两碗粉，为了证明自己只吃了一碗，他剖开了自己的肚子。大家是不是觉得小六很傻，为了自证把命都搭上了？其实自证中的每个人都很傻，只是傻的程度不同罢了。

当我们把时间、精力和心情都用来向其他人证明自己时，我们自己的节奏就会被打乱，每天的想法都被其他人切成一块一块的，一会儿想着这样证明自己，一会儿想着那样证明自己。美莹就花了大量时间看评论，又要花大量时间思考如何自证，该更新的文章没有更新，无法顾及自己的规划和目标，逐渐变得力不从心。渐渐地，她每天就围着自证原地打转。一旦掉入自证陷阱，整个人就被撕得四分五裂，浑身没劲，想朝前走，又没动力，想停下来，又不甘心。所以，一旦开始自证，我们就活成了傀儡。

3

"美莹姐？你……快进来，快进来。"屈向门边的美莹使劲招手。

我们惊讶的目光全部锁定在她身上。她羞愧地低着头，站在门边，没有动。

"怎么？还得我们去请你进来？"三三忍俊不禁。

美莹扭扭捏捏地走过来，说："刚才在我家，我赶你们走，是我不好，我没控制住情绪。你们走了，我就后悔了，所以就来了。"

"来了好，来了好。"周艳拉着美莹，坐在她旁边。

"我该怎么办？我是不是真的不该做自媒体？"美莹含着眼泪，声音颤抖。

我忽然抱住她。这世间，悲喜未必次次同频，但总有一刹那，你会在他人的悲伤里看到曾经的自己，好在悲伤可以过去，而你也不再是曾经的你。这时，我抱住她，也是抱住自己。

那次咨询失败后，我问老师："我该怎么办？我是不是真的不该做这行。"

她说，你现在看起来是一棵高挺茂密的大树，屹立在树林中。可惜你根基纤弱，一阵大风刮来，你就开始摇摇欲坠。你热爱这个职业，想把它做好，就得沉下来，修炼内功，一点一滴地灌溉根基，让树根成长，蔓延，把地抓牢。这样，你就能摆脱摇摇欲坠地屹立，成为来访者可信赖的大树。

从那天起，我再也没有停下分享之路，也因此非常幸运地与很多人有了深度对话。每一场对话都变成了养分，供我向下扎根，向上生长。

我在美莹耳边轻声说："内心虚弱，自证无果。"

她却推开我，气愤地问："那我就什么都不做吗？我最难过的是孩子他爸的态度，我可以不回应网上的人，可身边的人呢？"

在一旁的屈淡淡地说："身边人的一句质疑，可以挖出内心所有的脆弱。"

周艳说："归根到底，让人心痛的还是身边人的质疑。"

三三说："身边人，也是人，是人就会有质疑。我们只有潜心修炼，成为强者，这样面对质疑甚至诋毁时，才能不证自清。"

大黑说："不怕你们笑话，我曾经比你们都爱自证，为什么我不做设计工作了？就是因为自证欲过剩，让自己疲惫不堪。我离职那天对自己说了一句话——往后，活成泰山，看谁敢说你渺小。"

说完，他拿出手机点了整整一桌好吃的，然后端着饭碗说："大家碰一个，吃饱饭，继续干，活成泰山。"

最终，你会明白，根本不需要花费力气向任何人证明自己。有时候，你做了他期待的事，说了他想听的话，你就是好的。有时候，你做了他想做、又做不到的事，你有可能就是不好的。有时候，你做了他看不惯的事，说了他不爱听的话，你就更是不好的。有的人在自己的世界里看你不顺眼；有的人在自己的世界里觉得你顺眼。所以，在他人眼中，你的好与不好都是随机波动的。但可以肯定的是，自证消耗元气，越自证越虚弱，越虚弱越自证。如此反复，早晚有一天，你会被自证荒废掉。

我喃喃自语："虚弱者不自证，强者不需证。"

几天后，美莹开始恢复更新。姐夫给三三发来信息："我对美莹发脾气，是因为在意。"三三回复："我也一样，那我们努力，把在意变成等待，静待花开。"

一个人的拼图，
是享受还是孤独

1

我在工作室忙活了大半天，给自己煮了一杯咖啡，越是忙碌的生活，越要见缝插针歇一歇。这时，云树洞账号收到一条信息。

"还记得我吗？"

"你是，喜欢独来独往的独行侠。"

"是我，是我。好开心，你还记得我。我今天遇到一件事，想跟你聊聊，可以吗？"

"咖啡已有，就差故事了。"我顺手给手里的咖啡拍了张照片，发给她。

她发来捂嘴偷笑的表情，说："我认识的网友这个月底邀请我到她工作室参加一个小型拼图展，可我不敢去。人多时，我总觉得大家都会看我，你别笑话我，我真是这么想的。所以，我会很紧张，呼吸急促，说话磕磕巴巴。但我又很想去，其实我内心很孤独。"

"我跟你一样啊，总觉得别人会关注我。直到有一次，同学聚会时，有人拍完照马上把照片发到群里，现场的同学都开始看照片，我仔细观察了一圈，发现大家在看照片时最先关注的都是自己。一位女同学说'怎么把我拍得这么胖'，另一位女同学说'我才被拍胖了，你快看'，可先前那位女同学依旧盯着照片中的自己，嘴里念叨'我哪有时间看你？我得赶紧给自己修修图'。"

她连发三个大笑的表情。

"心理学上有个词叫焦点效应，焦点效应是指我们容易把自己看作一切的中心，并且直觉地高估他人对我们的关注程度。人生是一个大舞台，我们总觉得，自己会是舞台中心的主角，其他人都是台下的观众，他们的目光会围着我们转，我们总担心自己出纰漏、出丑，总想把人生这出戏演好。然而真相是，你认为的在台下的观众却忙着在自己的舞台上做主角，没时间关注你。"

我想起那次，三三在咖啡馆待了一下午，拿着化妆镜补了三次口红后忍不住问："你们没发现我今天的口红不一样吗？"原来她买了一支干枯玫瑰色的口红，风格跟以往的大不相同，但我们的确没发现。所以，在他人眼中，我们根本没有那么重要。

"可是我的情况比较特殊。我……我小时候，摔了一跤，左眼角到太阳穴的位置有一条长疤。我笑起来时，长疤向皮肉里凹陷，把原本完整的左脸一分为二。所以我不能笑，我要让脸上没有表情，这样疤痕才能安静地躺在那里。我害怕跟人面对面，总担心他们会盯着我的疤看，我很不安，脸会胀红，毕竟那个疤痕太明显。我是有缺陷的，你懂吗？"

我轻轻触摸了右侧锁骨上方的疤痕，然后回复："懂。"

"我可以去参加吗？"

"如果一件事让你犹豫不决，你就再想想。有时候，答案会在某一天突然出现。"

我们的聊天被她领导的电话打断，她去忙了，我走到工作室的大镜子前，看着我的疤痕。其实，有的疤痕在皮肤上，我们能看见；有的疤痕在心里，我们看不见。但疤痕不是缺陷，它是新生的肉芽组织，所以，每一道疤痕都印证着破损与新生。

2

几天后，我在咖啡馆收到一个快递，打开一看，是一盒拼图。

"谁这么有品位，送拼图？"大黑递给我一杯他的"心流版手冲咖啡"。

大黑又说："我毕业后，一直找不到合适的工作。那段时间，我一个人待在单间房里，自卑到见不得光。我听不得声响，不愿出门，不愿见人，全靠它们陪我熬过那段至暗时光。"他指着我手边的拼图，接着说："我拼的好像不是图，是人生。因为我拼着拼着就清醒了，重新规划了职业路径，后来就顺利入职了。"

我说："那挺好，你把人生拼出了新模样。"

他却说："一点也不好，这个过程挺孤独的。"

他拿起那盒拼图，隔着塑料纸，摸着那一块块不规则的小纸板，坏笑着说："你别说，我好久没拼了，现在手痒，要不，你让我拼吧。"

"不可能，这是别人送我的礼物。"

我从他手里把拼图抢回来，抱进怀里，躲到办公室。

我在云树洞找到她，发去消息："拼图收到，我很惊喜。"

她秒回："你居然能猜到是我，我也不知道你喜不喜欢这个图案。你们咖啡馆墙上的三幅油画都是现代抽象风格，我悄悄打听过，那些都是你画的，我就是参考那种风格挑选的。"

"我非常喜欢，不过那三幅画都是门外汉瞎胡闹的水准，让你见笑了。"

那时，工作室刚成立，我几乎是"零工作"状态，收入也是寥寥无几。我每天坐在工作室里不知道从哪里下手，只能干等着，等着工作找上门，等了一天，等了两天，等了四五天……成年人的世界很有趣，烦恼不对外说，快乐不对外说，逢人只说还不错。当然，我十分肯定，我一向心有不甘，所以会拼命地干，最终，一切都会好起来的。

既然工作室没人来，我就安心独处。我把闺女的画架搬到工作室，将所有的思绪调进喜欢的颜色中，再一笔一笔画在纸上，每一笔都是内心的投射，有的明亮，有的暗淡，有的清晰，有的朦胧。独处是一种治愈，独处一天，独处三天，独处四五天……时间够了，我们就能从治愈到自愈。

"芳妮，自从我跟你讲了我的经历、孤独和伤疤，这几天我内心好像轻快些了。"

"那你今天继续讲，多多益善，让你更加轻快。"

她又连发三个大笑的表情，回复道："你知道吗？我昨晚贴了人生的第一张面膜，隔着膜布，我摸了摸脸上的伤疤，感觉它凹凸不平的，很硬实，我再仔细摸，它还很有韧性。"

"像不像人生？"

这次，她连发三个大哭的表情，隔了十几分钟，我才收到她的回复。

"像，像我的人生。"

我没有告诉她，它也像我的人生。

"芳妮，你有过孤独的感觉吗？"

"经常有。"

这次，她连发三个惊讶的表情。

我回应一个大笑的表情："不孤独的人生，是不完整的。"

"此话怎讲？"

"我二十几岁的时候，为了追求自由，跑到一个大城市。注意，一定是大城市，大代表了自由，大到听不见老妈的唠叨，大到看不见闺蜜和发小的一举一动。最初，小小的我，在大大的城市，觉得风是自由的，车水马龙是自由的，数不清的高楼是自由的，就连挤地铁都是自由的。可是，自由背后隐藏着大大的孤独。有一天，就是我面试被拒、坐车迷路的那一天，这种孤独像盆凉水，从头到脚把我浇透，从皮肤浸到骨头，再浸到内心。我感受到了孤独的力量，它翻出心底一波又一波的寂寞，这些寂寞带走了心里的快乐和自在，留下来的是七上八下的慌张和看不到头的迷茫。"

"这不就是现在的我吗？只是我没有闺蜜，算有一个发小吧。小时候，她住在我家隔壁，比我大两岁，我们几乎每天都在一起玩。那天是儿童节，我爸送了我一盒拼图。那是我第一次玩拼图，我本想自己慢慢拼，结果她跑来我家，要跟我一起拼。我可舍不得她碰我的拼图，抱着不给她，但我妈一直说，小朋友要一起玩，她就理直气壮地抢过去，开始拼起来。我承认，她反应敏捷，跟她在一起时，我就是那个笨小孩。她拼得很快，我爸还表扬她，最后，那副拼图被她拼完了，我成了'陪玩'。我真想揍她，但我不敢。等她走后，我含着眼泪把拼图拆了，我要重新拼，一个人拼，尽情享受拼图的乐趣。"

"你现在应该有很多拼图吧？"

"童年的缺失会激发补偿心理，现在，我有一柜子没开封的拼图。"

"那你可以尽情享受了。"我发去一个羡慕的表情。

"那可不，但当我一个人拼完十几盒拼图时才发现，每次拼图都会想起她。一眨眼，我跟她分开 18 年了，我摔了之后没多久，我们就搬家了，我再也没有见过她。后来听我妈说，我摔了之后，她跑去找我同学算账，把人给揍了。其实摔跤跟我同学无关，是我自己贪玩，非要骑车去冲坡。我……我好像欠她一个告别。当时我是头着地，情况比较危险，县城医院的医生让我妈赶紧把我送到市里的大医院，后来，我就一直寄住在市里的亲戚家，再后来，我爸妈也到市里打工，我就再也没有回去过那个家。所以，不瞒你说，我现在不玩拼图，拼着拼着，会觉得孤独，就是你说的那种孤独。"

"芳妮芳妮，领导召唤我，闪了。"

我看着屏幕，心想，有一天，她不会再讨厌孤独。因为，<u>孤独是内心的一座岛，除了自己，无人可及，因此它无比美丽。</u>

3

从办公室出来，我看见大黑居然在玩拼图。

"你从哪里弄的？"

"你管我，反正这不是你的。"大黑头都不抬，全情投入地拼着。

我吃完一块蛋糕，写了 1500 字的心理学分享文章，大黑居然还在拼。

"订单来了。"屈大声喊着。

"你不是考了咖啡师吗？今天给你练手的机会了。"大黑比屈喊得更大声。

"我，我，我行吗？"屈瞪大眼睛，手忙脚乱地开始了。

"你可以的，要是有差评，扣你工资就行。"大黑继续拼。

屈做好了咖啡，我负责送。我随手抓了一把曲奇，心想买咖啡送曲奇，顾客总不会给差评了吧。

"大黑哥，我认识你这么久，才发现，除了做手冲咖啡，玩拼图时你也会露出一副享受其中的表情啊。"屈开始翻弄那一块块小纸板。

我立刻制止，喊道："别，别碰，你可别插手，你好心帮他找，但他觉得这是打扰，对吧，大黑。"

"对，你的话都对。"他继续享受着。后来一段时间里，只要咖啡馆没人，大黑就躲进办公室玩拼图。

这天，云树洞账号收到一张图片，是她发来的，拍了散落在桌子上的拼图。

她说："我突然又想玩拼图了，刚拆封一盒新的。"

我问："你不怕拼着拼着，又感到孤独了？"

她秒回："今天不怕。"

之后，咖啡馆的墙上挂上了两幅拼图，它们挨着我的油画，看起来特别和谐统一。大黑对着墙上的拼图拍了照，发了朋友圈。我悄悄去看了，他写下：一个人的拼图，是享受还是孤独？

这真是一个好问题。我想答案是，时过境迁，一个人的拼图，是我们开始学会享受孤独。

在众人中独立，
我做我自己

1

周艳和美莹的说笑声，距离咖啡馆几米外，就传到了我的耳朵里。

她们俩挽着手走进来，脸上的笑容真像两朵盛开的牡丹花，让人看着就生出欢喜。快乐是会传染的，我也跟着笑起来，虽然我并不知道她们为什么这么开心。

大黑也笑了，问道："这么开心，有大喜事吧？"

周艳抢先说："今晚，在这里，请你们吃外卖，想吃什么点什么，不用为我省钱，因为美莹请客。"

美莹连连点头，说道："对，对，我请客，我去给我家三三打电话，叫她来。"

啧啧啧，这俩姐妹到底还是一家人。美莹在一边打电话，我拉着周艳问："到底有什么好事呀？美莹居然请客了。"

周艳笑着说："美莹给我介绍了一个大客户，她是开门店做批发的，想从我们厂大批量订货，她特别信任美莹，所以也特别认可我们的产品。"

我惊讶地问："我怎么不知道美莹的朋友中有做批发生意的？"

"不不不，不是美莹身边的朋友，她是从美莹的社交账号找来的，从美莹刚开始分享文章就关注她了。上次美莹被那一拨网友攻击的时候，她就一直在观察，她想看看美莹后续会怎么处理。后来美莹不自证、继续更新文章的做法让她很欣赏。于是她就开始跟美莹交流，讲了她的需求，美莹就直接把她介绍给我了。不过，这事我不会亏待美莹的，而且美莹也会负责为她的店铺提供收纳布置服务，这也是收费的。"

"小芳妮，怎么样，你美莹姐厉害不？"美莹挂了电话，把手搭在我肩上，喜滋滋地看着我。

"牛，以后就叫你'美牛'，又美又牛。"我的左右手都为她竖起了大拇指。

三三突然冲进来，直奔美莹而去，给了她一个大熊抱，嘴里喊着："张美莹，我就说你行，你行。"

美莹俏皮地问："行在哪里呀？请展开讲讲。"

三三松开胳膊，熊抱结束，说道："你差不多得了啊，被夸一夸就'喘'上了。"

吃饭时，美莹举杯，说："第一杯，敬你们，我记住那句话了，虚弱者不自证，强者不需证。"接着她又倒了一杯："第二杯，敬所有网友，互联网真是个好东西，让我隔着屏幕增长知识，我终于弄懂了从众心理。有几个人说你不好，就会有一堆不动脑袋瓜的人跟风说你不好。我发现在那些中伤我的网友中，很多人根本不是我的粉丝，仅仅是跟风的路人。不过，我以前也经常从众跟风。"

在心理学上，从众是指在群体的影响或压力下，放弃自己的意见或违背自己的观点，使自己的言论、行为与群体保持一致的现象。很多时候，迫于群体的压力，我们会不自觉地与大多数人站在一起，保持统一。在这个过程中，我们没有自己的判断，没有自己的思考，成了没主见的人。

周艳急忙咽下一口汤，说道："对对对，我就是这样，之前进了一个团购群，群主一说某个东西好，几个人附和，大家就开始接龙组团，我就无脑地跟着接龙，好几次收到货后我就开始纳闷，买它干啥呀？"

"那今天这顿饭也是从众的结果，我就是看哪家店评论多，就点了哪家的餐。"听完这句话，所有人看向屈，表情不说是凶神恶煞，起码是凶相毕露。我们把点外卖的决定权交给她，没想到，她辜负了我们。

"下次，你再点这种水准的外卖，我就扣你工资。我得让你记住什么叫独立思考。"三三嫌弃地吐出一块糖醋排骨。

"屈，小事从众不可怕，最多吃点小亏，比如你周艳姐，团购了一堆奇奇怪怪、用不上的东西。往好处想，从众有时也能帮我们节约决策成本，有时候跟着其他人选东西，的确能少'踩坑'。但在大事上，你可要多个心眼，就像你三三姐说的，不管别人怎么说，你要问问自己的想法，要保持独立思考。我刚才打开这家店的评论看了看，一言难尽。你再参考我的案例，有些评论要多嚼嚼，多品品，我们才能做到去伪存真呀。"美莹语重心长地说了一段话。

2

这时，云树洞收到信息，是她发来的。

"芳妮，现在方便聊聊吗？"

"很方便。"我发了一个笑脸的表情。

"我今天去参加拼图展了。不过，我是悄悄去的，我那位网友不知道我去了。我这次勇敢地置身人群中，小心翼翼地观察着，事实真的就像你说的那样，没有人会关注我，大家关注的都是展品。为什么我以前总觉得别人会盯着我的疤看呢？"

"因为你太关注你的疤了，误以为其他人都跟你一样，还是那句话，大家都有各自要关注的事情，能给你的关注真的很少。"

"谢谢你，让我少了一个心魔，现在就剩另一个心魔了。那天拼图的过程中，天色渐渐暗了，我发现从傍晚到天完全黑下来的这段时间最容易引发孤独。孤独，是我要攻克的下一个心魔。"

"作家蒋勋在《孤独六讲》一书中写到，孤独没有什么不好，使孤独变得不好，是因为你害怕孤独。"

她连发了三个问号，并追问："怎么才能让我不害怕孤独呢？"

二十几岁的我，为了自由，不管不顾背井离乡，因此硬生生地撞上了孤独。在那些不如意的夜晚，我总跟孤独打架，但从来没有赢过，于是我开始害怕它。我开始思考到底什么是自由。难道自由就会激发孤独吗？为什么这种自由会让内心酸楚慌张、空空如也？

后来我学习了心理学，加上自己境遇的变化，我成长了，开悟了。自由不是跑到大城市躲开管制和束缚，这样靠躲避换来的自由是空洞无力的，会被孤独攻破。

真正的自由是忠于自我，是你随时可以在内心的汪洋中浮出一座孤岛，孤岛中只有你，再无其他，于是你与自己亲密无间地在一起，这就有了独处。独处会让你觉得安全，让你沉淀，不再漂浮，让你与自己对话，跟自己的联结越来越强，让你更加了解自己，肯定自己，捍卫自己。虽然大部分时间里你是广袤无垠中微不足道的微粒，但在你的孤岛上，你是自己的主宰。这会让你变得勇敢强大，因为你内心的孤岛中有一个独立的你。当你这样理解孤独时，它反倒会给你带来力量，让你不被别人的言行举止干扰，不被逆境或顺境牵制，不被时间或空间约束。

美国心理学家亚伯拉罕·马斯洛（Abraham Maslow）提出的需求层次理论指出，人是有社交需求的，因为在社交中，我们能获得归属感和爱，我们是需要社交的。

所以，我们不能一直活在自己的孤岛里，尽管它很安全，又能让我们随心所欲。超量的独处无法满足我们的社交需求，会让我们感到孤独，这种孤独就像热乎乎、软糯糯的心被一阵阵寂寞慌张偷袭，它们会渐渐把内心掏空，所以，我们害怕了。

《孤独六讲》里还有一句话：孤独是生命圆满的开始，没有与自己独处的经验，不会懂得和别人相处。

所以，我们还要有走出孤岛的思维，借独处的经验和孤独的力量，回到人群中。这时，我们会惊喜地发现，我们不再害怕人群的喧闹，不再害怕各种评价，不再被各种观点干扰，不会轻易妥协和服从。因为在茫茫人海中，我们依然可以随时浮出内心的孤岛，留一方净土，忠于自我，保持独立，让自己沉淀安静。我们不必花时间与他人争辩，不必随波逐流，不必自我证明。我们终究会做到：在众人中独立，在观点中思辨，在表达中安静。

我把这种自由穿梭孤岛的思维称为"孤独思维"，有了这种思维，我们进入人群，可与之相融；退回孤岛，可守护自我。正所谓：进可融，退可守。另外，有了孤独思维，我们便不再惧怕孤独。

我把这段发自肺腑又冗杂的文字发给她之后，她没有回复。

3

咖啡馆就剩我跟三三了，她帮我打开一瓶啤酒，我猜，她一定有话对我说。

"我要走了，去法国，到公司总部任职。"她没有看我，一直盯着窗外。

"什么时候回来？"我以为，现在的我已经很坚强了，没想到眼泪来得这么快。

她有些意外，转头看着我，问："人家都是问什么时候走，哪有上来就问什么时候回来的？"

离别不可怕，可怕的是不知归期。

我咽下啤酒，冰凉的液体刺痛了喉咙。我没有说话，她也沉默了。有时候，不回答便是回答。她可能自己也不知道什么时候会回来，或许，她根本没打算回来。

三三这些年没有谈恋爱，一心扑在工作上，很多人羡慕她的洒脱自在，但我知道，她偶尔也会羡慕我们从单身变成了一家三口。生活就是这样，无论你怎么选，都有遗憾。

我曾经也跟其他人一样，劝她谈婚论嫁，走大家都走的路。她告诉我，在婚姻这件事上，她不会从众。她不会莫名其妙、稀里糊涂地结婚生子。爱情来了，她不会放手，爱情不来，她绝不勉强。可是走少有人走的路，总是会很辛苦。生活就是这样，无论我们怎么努力，都有质疑，也有嘲讽。周遭人的声音就像蚊子的嗡嗡声，根本不会消停。我心疼她，又无从插手。我能做的是只要她开口，就陪她聊聊天、喝一杯；当她受挫、孤傲地舔舐伤口时，假装视而不见、不去打扰。

"你呢？决定好了吗？"三三把纸巾递给我。

这次，我毫不犹豫地回答："决定了，写。"

"什么时候决定的？"

我擦拭着眼角，破涕为笑，说道："刚刚。"

二十二岁那年，我和三三分享梦想清单，我的清单上有一项是写一本书。三年前，她问我什么时候开始写书。我说，我不敢，我觉得自己方方面面的能力都没有达到写书的标准。她说，很多事都有标准，但做自己想做的事没有标准，做了就是成功。

她咽下一口酒，说："你会成功的。"

我也咽下一口酒，问："为什么？"

她说："因为你不再是三年前的你了，现在的你，心里一半装着咬牙坚持的狠劲，另一半装着接受事与愿违的勇气。"

说起来，这几年，三三的变化也非常大。她越来越独立，尤其是思想上的独立，她很清楚自己要什么，该做什么，没有贪恋，从来不会既要又要，更不会拖泥带水，定了目标就开始冲，冲累了就歇一歇，继续冲。所以对于她这次的决定，我不意外，只有不舍，十分不舍。我回想起她曾经对我说过的一句话：这一生我对自己负责，认真做自己，不退缩，不憋屈。这句话力量无穷，尽管我很不舍，但我为她骄傲，毕竟人过中年还有再次出发的勇气，是弥足珍贵的。

她又看向窗外，我当然知道，她是在努力地掩藏湿润的双眼。

我把心底的那句"舍不得你"和酒一起咽下去了。人长大了，就要装出一副云淡风轻的样子来隐藏内心的不舍，还要用一句祝福的话代替挽留。于是我说："祝你在事业上大展宏图。"

我们都笑了。有时候笑，只是为了让哭看起来不那么明显。

临睡前，我在日记本里写下：在众人中独立，我做我自己。

每一个人的相遇，都有意义

1

闹钟响了，太好了，原来是场梦，在机场送别三三的场景是个梦。不对，这不是梦，也许这一幕很快就要真实地上演了。我感到难受，像有人用细小的尖刺往我心里扎，一阵一阵的刺痛传来，又像马上要下雨的七月天，闷得让人透不过来气。我要给自己放一天假，我接纳情绪，但我要用自己的方法释放情绪。

把孩子送进学校后，我挂上耳机，设置好单曲循环，就开始漫无目的地走。走路就是我释放情绪的方式，好像在路上我能吸入更多的氧气，它能缓解我心里的憋闷。每次走到身体觉得累时，心就轻松了。

走着走着，我看到了春枝。我揉揉眼睛，果然是她，这是哪儿？我居然就这么走到了春枝的店铺前。

"芳妮，你怎么来了？快进来，快进来。"春枝使劲朝我招手。

出过汗的身体一旦停下来，就特别冷，春枝立刻给我做了热乎乎的咖啡，还配了我喜欢的可颂面包。

"芳妮，你是不是不开心？如果你有事，不要憋着，可以告诉我。我虽然不太会安慰人，但我可以做蛋糕给你吃，甜甜的蛋糕。"

一时间，我不知道脸上是汗水还是泪水。不过那不重要了，反正用手一擦，它们都没了。喝下热咖啡后，心暖了，吃了可颂面包后，心满了。

"春枝，你给我做蛋糕吧。"

"好，给你做甜甜的蛋糕。"

我吃着蛋糕，听着春枝讲店铺的规划。她讲两个孩子从老家回来之后家里的热闹，虽然家里被孩子们折腾得乱七八糟。她讲季鹏越来越忙，他们依旧会小吵小闹，但这种吵闹不伤感情，好像是生活的调味剂。

她忽然问我："芳妮，你相信缘分吗？"

"相信，我们的相遇，就是缘分。"

"真的好神奇，茫茫人海，我会遇见你。"

"先别感叹了，麻烦帮我打包下蛋糕，我要带回咖啡馆。这蛋糕真好吃，是新品吗？"

"是的，等我再实验几次后，就往咖啡馆送。正好，今天你让三三这个'甜品控'帮我试吃一下。"

忽然一瞬间，我没那么伤感了，想着三三这个"甜品控"去法国后可以享受很多的甜品，为她高兴吧。

"春枝，谢谢啊。"

"咱们之间不说这种客套话。芳妮，我知道你心里有事，等你想说的时候，随时开口。我在低谷的时候，是你让我关注自己，爱自己，让我明白婚姻中的那些猜疑、担忧和抱怨从表面上看是因为对方的所作所为，但底层原因是不够爱自己。一段牢固的婚姻关系不是只靠女人的化妆打扮、健身读书，而是靠我们爱上自己后，所拥有的爱身边人的能力。其实爱自己的人，心里才有空间去支撑各种关系。你还为我和季鹏搭建了桥梁，让他真正从自己的世界走到了我的心里。现在的我不一样了。现在，我的想法很简单，拥有时，就好好珍惜，失去时，也不回头，继续向前走。我很感谢你，是你把我拉起来的，现在我缓过来了，很有劲，你需要时，我也可以拉你。"

"好，有需要的时候，我会把手递给你，让你拉我一把。"

每一个人的相遇，都有意义。今天我和春枝的相遇，意义就在于能吃上甜甜的蛋糕，那种甜可以盖过心中的苦涩。我也听到了温暖的话，原本凉飕飕的身体开始热乎起来了。

2

三天后，她给云树洞发了信息。

"芳妮，今天我又想跟你聊聊。如果你在忙，不用着急回复，你有空回复我就好。我看了很多遍关于孤独思维那段话，我想，我该试着走进人群了，该和我的疤和解了。我妈没有文化，但她说的一句话很在理，只要能活着，一道疤算什么？再说了，每个人都是匆匆赶路的行人，哪有时间为我的一道疤停留？或许，一道疤是我的独特标记，增加了我的辨识度，人群中，你一眼就能认出我。我亲手编织的孤独茧房，必将由我亲手破除。正所谓进可融，退可守。我要培养孤独思维，在社交中享受来去自如的感觉。所以，我有个冒昧的请求，我们可以见一面吗？"

我秒回："好啊，见那种'一眼就能认出来'的面。"

所以，我们没有约定具体的见面时间，她说，让一切自然发生，她想来的时候就来，该散就散。我很赞成。

尽管不情不愿，但我还是开始接受与三三即将分离的事实，并且开始准备礼物。

我的老师告诉我，下个月在上海有一个行业内的小型研讨会，希望我能去。我看了看时间，很犹豫，怕因为参加研讨会而错过为三三送行。我回复老师：我得考虑考虑。

忙碌，真是一个极好的东西，它不仅会占据你的时间，还会占据你的大脑，让你暂时忘却很多事情。我又开始忙碌了，上课，咨询，咨询，上课……开始了无限循环。

今天从工作室出来的时候，细雨蒙蒙，零星的霓虹灯在灰暗的天空下如同生活中的你和我，有一种倔强感和努力感。我想起她说过，从傍晚到天完全黑下来的这段时间最容易引发孤独。我原本该回家吃饭，想了想还是叫了一辆出租车，直奔咖啡馆。

雨天的咖啡馆，人反而多一些。大黑和屈都在忙，我很自觉地穿上围裙立刻开工。大黑在我端的托盘上放了一杯咖啡，说："这杯是墙角那桌的，这是她今天的第二杯了。"

一种微妙的预感在我心中升起，我想，可能是她。

她正低头看着电脑屏幕，手上下滑动着鼠标。我已经站到她身边，但她没有察觉，直到我开口："来了。"

她猛地抬头，慌忙中，手里的鼠标滑落。我不请自坐，没有打扰她组装散落的鼠标电池。十几秒后，她又慌忙地把鼠标重新放在桌面上，用手按住，生怕它再次滑落。我想起小时候经常在作文中写的，"害羞的我，脸变成了红苹果"。而现在，是害羞的她，脸变成了红苹果。

"抱歉，今天咖啡馆人多，我没有一眼认出你。"我把一杯新咖啡推向她。

她捧起咖啡杯，半低着头，生硬地上扬嘴角，挤出一个标准的微笑，这种微笑绝不会带动眼部肌肉群，所以她的疤，可以静而不动。我想，她应该练习过无数次这样的微笑吧。她说："我还是有点紧张的，其实我好几次都想离开。"

"其实，我也有点紧张，毕竟这也算网友见面了。"我深吸一口气，缓解紧张。

没想到的是，她竟然笑了，而且是发出声的那种笑，虽然她把头埋得更低了，但我知道，这是真正的笑。只是笑声刚落，她就开始沉默。再等等她吧，我心想，我不自觉地摸了摸自己的疤。天气转变时，它会用细微的痒感跟我打招呼，我喜欢用摸摸它作为回应。我感受到，她在深呼吸，一次、两次、三次。

终于，她抬起头，说："谢谢你，真的，特别感谢。"她的声音在发抖。

她缓缓地斜着头，目光盯着我的手，或许是在盯着我的疤，一脸惊讶。我默契地点点头，笑着说："我也有。"

毫无意外，她哭了，只是我没想到，她这么密集的泪珠子把我也搅乱了。最近的我确实有些脆弱，于是好好的网友见面，竟然演变成泪眼相对的画面，真是好特别的场景。

她又说了一遍："谢谢你。"

我用手擦着眼泪，说："不客气，每一个人的相遇，都有意义。我与你相遇的意义是，回顾曾经的自己。不瞒你说，我总觉得你身上有我过去的影子，有自卑的心中泛出来的羞涩，也有几丝不甘心的挣扎和试探。放心，人只要有了一颗想要破茧的心，早晚都会飞起来。"

我们没聊很久，她就离开了。该散就散，因为，来日方长。不知归期的离别也不需要忧伤，不知归期，或许就代表着随时可以归来。

晚上，她又给云树洞发消息。我点开一看，是一张她的自拍。她在疤痕的位置比了一个爱心的手势，并附上文字："我决定了，决定辞职，去读书，这次我要用自己的积蓄，去读我向往的美术专业。其实我学画画很多年了，也很有天赋，只是当年身边的人都不支持，所以我大学就学了别的专业。每一个人的相遇，都有意义，我与你相遇的意义是，让我坚信在不远处有更好的自己。"

3

"美莹，你没事吧？"周艳在群里发了一条消息。

"哭了一场而已。"美莹回复。

随后，大黑把手机递给我，十有八九是美莹又被评论区的网友轰炸了。我滑了几分钟，看了八九十条评论，然后放心地关掉手机。美莹一条都没有回复，而且紧接着发表了新的文章。

"不自证，不自证，不自证。"美莹在群里发了九个字。

"行啊，张美莹，你现在都能做到撒一波眼泪就淡定自若，该干什么干什么了。今晚群里的朋友全部到咖啡馆报道，我请你们吃饭。"三三也在群里发了消息。

周艳来了，美莹也来了。周艳刚喊出美莹的名字，美莹就抢先说："我知道你要问什么，我不会一次又一次地死在别人的唾沫星子里，我又不属猫，没有九条命。再说了，我在芳妮的课里听到她说，如果有人否定你，别着急否定他的否定，要用强者思维冷静想想，他否定的是什么。如果他的否定有点道理，真的是我自己存在问题，我就想方设法改正。如果他的否定只源于他自己认知内的观点和他想要表达的情绪，那跟我有什么关系？这时候，但凡我让一个字进入我的耳朵，都算我输。芳妮还说，无所谓，便无所畏。所以，让评论来得更猛烈些吧！在我看来，波涛汹涌的评论区都是在进行大浪淘沙，留下的都是金子。"

周艳看着美莹，一脸佩服，然后盯着我，不满地问："她什么时候去听你的课了？"

"在她上次差点被唾沫星子淹死的时候。"

"下次我也要去听课，我原来一周吼七天，现在一周吼四天，你们夸夸我呗。还有，以前我要是听到'我爱你'这三个字，全身的汗毛都会竖起来。但现在我儿子经常对我说这三个字，我心里别提多舒坦了。人呐，真的好像有个开关，按下去，就想开了。"周艳又露出了牡丹花般的笑容。

我和美莹同时给她竖起大拇指。女人如花，一旦想开，每天都在绽放。

美莹走过来，抱住我，然后对着我说："我记住你的话了，每一个人的相遇，都有意义。有的人让我变自信，有的人让我变强大，有的人让我变温暖，有的人让我变独立。"

春枝来了，季鹏也来了，大家到齐了。用餐结束后，我们坐等三三讲话。她举杯说："下个月，我要去法国了，去工作，去体验新的人生。"

大黑率先高喊："好，好，好，去体验新的人生。"随后自己干了一杯酒。

美莹擦着眼泪说："从现在起，我要把挣的钱都攒起来，再也不傻乎乎地交给你姐夫了，等我攒够钱，我就去看你。"

屈说："那我现在开始学法语，好给美莹姐当翻译。"

周艳说："现在交通很发达，你要是想家了，就回来。"

春枝说："太好了，以后我在法国也有朋友了，你在那边吃到好吃的甜品就告诉我，我要自己学着做，然后大卖特卖。"

轮到季鹏了，他问："方便说说待遇如何不？"

我们都笑了，也充满好奇地看着三三，等着她的答案。

"待遇……说出来，怕招嫉妒。"

该散就散，聚餐结束后，咖啡馆就剩下我、大黑和三三。大黑翻出一瓶珍藏已久的红酒，三三摇晃着杯子里的红色液体，对我说："咖啡馆就拜托你们了，不用担心盈亏，我的收入能支撑。因为这里不仅能提供咖啡，还是一个安全的聊天场所，现在的人太累了，太需要找个人聊聊。希望更多的人能在这里聊聊自己，聊聊他人，聊聊过去，聊聊未来。毕竟，心理咨询室的门，不是任何人都能推开的。有的人没有勇气，有的人没有条件，但是治愈不一定只发生在咨询室，它可以在咖啡馆，也可以在云树洞。对吗？"

我点点头，说道："对。而且，不是每个人都需要被治愈，但每个人都需要找个人聊聊。有时候，封闭的心门一旦被打开，新鲜的空气进入，心就鲜活有劲了，人又能恢复活力了。"

大黑喝了半杯红酒，说："我喜欢芳妮工作室的那句话，表达即治愈。与你们相遇的意义是，我也找准了自己的方向。放心，咖啡馆有我在，亏不了，大不了我不做咖啡的时候，继续画图。"

三三说："我走的那天，你们不用去机场送我，我不喜欢那种场景。"说完，她也喝了半杯酒。

我也喝了半杯酒，什么也没说。有些情感装在心里，就够了。

之后，我去参加了小型研讨会。会后，老师把我拉到一边，苦口婆心地叮嘱："干这行，切忌功利，切忌急于求成。你要踏踏实实地扎进每一个案例中，把你积攒的专业知识都带到案例中实践、磨合、升级。专业脱离案例，就是纸上谈兵。最重要的是，你要坚持学习和成长。记住，每一个与你相遇的人，都是鲜活的，动态的。作为心理咨询师，你要保持觉察，给足耐心。人的心不是机器，不接受乱鼓捣。未经允许，你不能擅自将他们内心的苦难连根拔起，你要做的是带着尊重和接纳去倾听，温柔地轻抚他们的伤痛。你要做的是让他们看见自己，相信'我本具足'。记住了，一个人如果能改变，是因为他见过改变，相信改变，愿意改变，而不是被改变。人的心是血肉相连的，一点碰触都会让它产生剧痛，与心打交道，不为而为，方可大为……"

类似这样的话，老师讲过很多很多，我都一一铭记。我的工作已经刻入我的骨肉，我不会懈怠，也不会停下来。那天晚上，我收到三三的消息，她说："人已经到机场，礼物我带走了，你好好学习，好好工作，好好写书。还有，你想聊聊的时候，随时找我，我也在。"

我给三三的礼物是一支录音笔，里面收录了无数句我对她说的话，最后一句："虽然有时差，但你想聊聊的时候，随时找我，我都在。"

如果你很想找人聊聊，看看你的身边，或许就有一个"芳妮"，请大胆地讲出你的故事。

后来，咖啡馆的人越来越多，在这里，我又听到了许多新朋友的故事，当然，老朋友的故事也在继续。

人生，或许就是一个故事结束，另一个故事开启的循环。有的故事让你笑岔气，有的故事让你意难平，有的故事的结局糟糕，有的故事的结局让人心生欢喜。不管是讲自己的故事，还是听他人的故事，最终，我们都有一个共同的收获：自我成长。

人生且长，故事很多，未完，待续。

致：夜来香女士的一封信

亲爱的夜来香女士：

此时，我在植物园采风，听到旁边的解说员向大家介绍一种叫夜来香的植物。忽然，我就想给你写这封信。

夜来香，通常是在傍晚到夜间开花，花朵白天闭合。大部分的花都在白天开放，因为白天的花总是有机会获得更多的关注和欣赏。夜来香多么酷呀，它选在夜晚独自开花，寓意不管有没有人关注和欣赏，都不耽误它的绽放。

我离职前，回了趟老家，告诉家人我想学美术的决定，却遭到了全家人的反对。我妈很生气，骂了我三天。我的确迟疑了，我是不是该听他们的话，回老家找份稳定的工作，然后结婚生子？我不停地问自己，这么自卑怯懦的我，怎么敢有这样的想法？

那时，我大脑里一直回荡着你说过的一句话：在众人中独立。

最终，我辞职了，考研了，考上了。不过，历史总是相似的，到了学校的我还是很自卑，因为身边的人都太优秀了。跟其他同学在一起时，我还是紧张，说话不利索。不过这次我没有变成"小透明独行侠"，我努力坚守孤独思维，进可融，退可守。

悄悄告诉你，我去听过你的课，听你讲到自己的一些经历。也许，我真的有点像曾经的你。所以，我今天特别想告诉你，也是告诉自己，请坚持自己的热爱，请坚持做自己想做的事情，白天开放的花朵有它的美丽，夜间开放的花朵，更能取悦自己。能取悦自己，方能滋养他人。敢为自己绽放，不求赞赏，这是一种力量，这种力量一定能传递给其他人。

对了，据说夜来香的花香泛甜，留香持久，我想夜不能寐的人闻到这阵花香，会感受到甜蜜和宁静。

未来，你用心理学治愈别人，我用绘画治愈别人。哪怕我们会有空间之隔，但我们仍旧在并肩前行。

你不孤独，我也不再孤独。

心中有梦，便能熬过万难，抵达远方。

曾经的你：带疤的独行侠

（一年半后，我在咖啡馆，一边品着大黑的新品咖啡，一边读着她的信。）

本章小结

本章主要讲述社交。

什么是社交？它是指人与人之间的交往和互动，是我们与他人的联结，是双方通过交流、分享等方式发展出关系。社交对于个人的成长、发展和幸福感都非常重要。

所以，我们需要社交。在社交中，我们获得归属感和爱。当然，很多生活中的烦恼、痛苦、愤怒等负面情绪也源于社交。所以生活中，每个人或多或少都有些社交困扰和焦虑。本章分享了三个与社交有关的知识，助我们提升社交能力，摆脱社交困扰，缓解社交焦虑，与外界建立积极健康的关系。

第一，焦点效应。焦点效应是指我们容易把自己看作一切的中心，并且直觉地高估他人对我们的关注程度。

大多数时候，我们在社交中会紧张，时刻担忧自己的一言一行。这就是焦点效应造成的，因为我们会高估他人对我们的关注度，总想在社交中变得更好，从而产生紧张感和焦虑感。这很有可能弄巧成拙，我们最终可能不但没有变得更好，反而很糟糕。所以，我们要勇敢地破除焦点效应，没有人会一直盯着我们的瑕疵，没有人会一直盯着我们的缺点，就算我们不小心出了丑，也很快会被他人遗忘。因为每个人关注的首先是自己，我们在他人眼中没有我们想象得那么重要。希望大家明白这点后，能在社交中变得轻松自在。

第二，自证陷阱。我们在生活中难免会遇到一些人质疑我们、诋毁我们、向我们泼脏水的情况。这时，内心越虚弱的人越想自证，而越自证，内心就越虚弱。这时候，我们千万要提醒自己，不要掉入自证陷阱。尼采说过，但凡不能杀死我的，都将使我变强大。我们要用理性的态度面对负面的声音，借助那些负面声音，让自己变强大，用自证的劲头去成长和突破，成为强者。

第三，从众心理和孤独思维。从众心理在生活中较为普遍，不过它也具有两面性。要想减少从众，我们可以借助孤独思维：可以独处，也可以与他人相处，不被外界干扰，忠于自我，保持独立思考。当然，本书里的观点，大家也要辩证地看待。

独立思考训练

第一，保持好奇，提出疑问。

当他人和自己的观点不一致时，请耐心地写出自己对以下问题的回答。

（1）他为什么会这样想？

（2）我们观点的差异在哪里？

（3）他观点中的优势是什么？劣势是什么？

（4）我观点中的优势是什么？劣势是什么？

（5）如果我采用他的观点，会给我带来什么好处和坏处？

（6）如果我不采用他的观点，会给我带来什么好处和坏处？

第二，养成开创性思维。

当他人和自己的观点不一致时，根据对第一步中的问题的回答，尝试将他人和自己的观点组合成一个或多个全新的观点。

第三，定期进行自我完善。

做法如下。

（1）定期写下自己输出过的观点。

（2）对这些观点进行新的思考。例如，这个观点是否存在漏洞？这个观点可以从哪些方面进行优化？

（3）邀请他人对自己的观点提出意见。

第四，培养多元化思考方式。

做法如下。

（1）对同一个事件，可以征求多个人的意见，并将这些意见进行对比分析。

（2）多看名人传记，以旁观者的角度尝试分析他们的思考方式。

（3）不断通过阅读、上课等形式获取新知识，从而提升认知，拓宽视野。这有利于我们在处理事件时从多个角度进行对比和分析，进行多元化思考。

以上训练都需要进行反复尝试，不可急于求成。独立思考训练能帮助我们在面对各种观点时，不随波逐流，也不自证或反驳，而是保持独立思考，进行思辨分析，从而形成最能满足自我需求和最有利于自身发展的观点。